Ⓢ新潮新書

古川哲史
FURUKAWA Tetsushi

血圧と心臓が気になる人のための本

747

新潮社

血圧と心臓が気になる人のための本　目次

第1章　高血圧の薬、一度始めると一生飲み続けないといけないの？

降圧薬はやめられないのか

血圧が高くて、外来に来た患者さんから、最もよく聞かれる質問が、
「先生、一度血圧の薬を始めると一生飲み続けなくちゃいけないいんでしょ？」
です。

一生薬を飲み続けなくてはいけない、となると二の足を踏む気持ちもわかります。

この質問に答えを与えてくれる、複数の研究データをまとめた報告が１９９１年に発表されました。タイトルは、「Antihypertensive therapy: To stop or not to stop?」（「血圧の薬——やめるべきかやめざるべきか？」）と、そのものズバリです。

この報告によると、血圧を下げる薬（「降圧薬」）を飲んでいた人が、薬をやめた後も血圧が正常に保たれている割合は、３～74％という数値が出ています。複数の異なる研

究をまとめた論文なので、データにずいぶん幅があります。それでも、少なくとも1つ間違いなく言えることがあります。それは、

「降圧薬は絶対一生飲み続けなくてはいけないというわけではない」

ということです。

どんなに少なくとも3％の人は、血圧の薬をやめることができるのですから。

どうすれば降圧薬をやめられるのか

それでは、次に気になるのは「どんな人が降圧薬をやめられたのか？」、言い方を変えると「どうすれば降圧薬をやめられるのか」ではないでしょうか？

こんなデータがあります。降圧薬中止後、体重のコントロール、塩分制限、禁酒の3つを行うと、4年後には39％の人の血圧が正常に維持されていたけれども、体重コントロール、塩分制限、禁酒を行わないと、正常な血圧の維持率はたった5％となります。

また、こんなデータもあります。もともと上の血圧が140～150㎜Hg、下の血圧が90～100㎜Hgと、高血圧の程度が軽度だった人に限ってみると、降圧薬中止後、血圧が正常に維持される割合が飛躍的に上がります。

この高血圧がもともと軽度だったグループで、降圧薬中止後、塩分制限だけでも行うと、1年後の血圧が正常に維持される人が78％、なんと5人に4人が高血圧の薬をやめることができるのです。

これらいくつかのデータから、高血圧の薬をやめても正常血圧を維持できる人の特徴が見えてきます。次の4つが特徴です。

①元の高血圧が軽度の人（上の血圧が140〜150㎜Hg、下の血圧が90〜100㎜Hg）
②正常体重を維持できた人
③食塩摂取量が少ない人
④酒をやめた人

①の元の血圧は、患者さん自身の頑張りでどうすることもできませんが、後ろの3つの条件は患者さんの頑張り次第です。そこで、「先生、でも一度血圧の薬を始めると一生飲み続けなくちゃいけないんでしょ？」と聞かれると、「それはあなた次第ですよ」

と答えることにしています。

1つの薬の効き目はどのくらい？

頑張り次第で降圧薬をやめられるということで納得して、降圧薬を開始したと想定しましょう。まずは1種類の薬が処方されるはずです。

そこで次に知りたくなるのが「1種類の薬によって、どのくらいの人の血圧がコントロールされるのか？」ということです。

何種類かの異なるタイプの降圧薬の標準量を、それぞれ単独で投与した時、どのくらいの割合で、血圧が正常にコントロールされたかを調べたデータがあります。薬によって若干の違いはありますが、平均すると、血圧が正常にコントロールされるのは48%の人です。だいたい2人に1人が、1つの薬で血圧がコントロールされています。そんなに悪くない数字です。

ただ、このような研究では比較する群として、偽薬（プラセボ）という血圧やほかの疾患にも影響しない薬を投与するグループを必ず設けます。これは薬を飲んでいるという心理的な影響だけで、効果が表れることがあるからです。これを「プラセボ効果」といいます。偽薬としては、ビタミン薬が使われるのが一般的で、この研究でもビタミン薬が投与されています。この偽薬を投与した人でも25％の人、すなわち４人に１人で血圧がコントロールされています。これは、このような研究のプラセボ効果としては高めの数字です。降圧薬を飲んでいるという心理的な作用（プラセボ効果）だけでなく、塩分制限などの生活習慣にも気をつけた影響がプラスされているのかもしれません。

この偽薬でも血圧がコントロールされた人を除いた割合が、実際に降圧薬そのものが効いた人の割合と考えるべきでしょう。すると、平均で32％、すなわち３人に１人となります。降圧薬で血圧がコントロールされる人が３人に１人、偽薬で血圧がコントロールされる人が４人に１人と聞くと「ウーン、大して違いがないな」と思いませんか？

そうなのです。１つの薬で血圧がコントロールされる人は、３人に１人ということでいいまいちなのです。

薬が効かなかった場合

それでは、次の疑問「ある薬の標準量を服用しても血圧がコントロールできなかった場合の次の手段は何か？」を考えてみましょう。

これを考えるうえで、現代の医療がどのように行われているのかを知っておくとよいかもしれません。現代の医療では、多くの病気でガイドラインというものが設けられています。医者は、このガイドラインを参考に治療方針を決めていきます。

20世紀後半までの治療法は、さまざまな研究者が、それぞれ個別に行った試験の結果をもとにして、決められていました。1つ1つの研究は正しく行われているのですが、データを集める規模、すなわち試験した患者数が少なかったり、ある特定の集団に限定した解析であったり（例えば欧米人のデータで日本人の治療法を決めたり、若い人のデータで高齢者を含むすべての人の治療法を決めたりなど）、観察期間が短かったり、と治療の方針を導き出すのには必ずしも十分とはいえない規模の研究のデータも含まれていました。

また研究によっては異なった結果となり、例えばAという治療法とBという治療法を比較した研究でも、ある研究ではAという治療法が良い、別の研究ではBという治療法が良いという結果が出ていた場合も少なくありません。

これらのデータのどれを信用するかはお医者さんに委ねられており、それぞれのお医者さんがそれぞれの信念に基づいて治療法を決めていました。第12章や第14章で説明しますが、このような従来の方法では思いがけない落とし穴がありました。

そこで、１９８０年ごろから、それぞれの研究者が個別に行うのではなく、複数の施設が参加して、計画的に研究をデザインして、すなわち偏りのない様々な人の集まりの集団で、もっと大勢の患者さんで、その治療法が効くか否かを確認し（これを「多施設大規模臨床試験」といいます）、その得られた証拠（これを「エビデンス（evidence）」といいます）に基づいて治療方針を決定しましょう、という機運が高まりました。

これを「根拠に基づく医療」、英語ではEvidence Based Medicine（ＥＢＭ）といいます。本書では「根拠に基づく医療」を簡単に表したＥＢＭという略語を使って説明します。このＥＢＭから得られた根拠をもとに、ガイドラインが作られています。今の医療は、ＥＢＭ、ガイドライン全盛の時代です。

話をもとに戻しましょう。高血圧治療にもガイドラインがあります。これによると、まず使う降圧薬（これを「第１選択薬」といいます）として４種類の薬があります。カルシウム拮抗薬、利尿薬、ＡＲＢ、ＡＣＥ阻害薬というタイプの薬です。

ところで、また横道にそれてしまうのですが薬の名前に関して整理しておきたいと思います。薬は、いくつかの段階で分類されます。「いくつかの段階」といわれてもピンときませんよね。

身近なところでテレビ番組に例えて考えてみましょう。テレビの番組でも「地上波」「BS放送」「CS放送」に分かれています。地上波はさらに「NHK」「TBS」「日本テレビ」などに分かれ、NHKでは「ドラマ」「ニュース」「バラエティー」などに分かれています。ドラマはさらに「朝の連続ドラマ」「大河ドラマ」と分かれて、大河ドラマはさらに「龍馬伝」「風林火山」「篤姫」などがあります。

これと同じように、薬も様々な段階でいくつかに分類されており、それぞれの段階の分類ごとに名前がついています。したがって、龍馬伝に「地上波」「NHK」「大河ドラマ」「龍馬伝」などいくつかの名前がついているように、1つの薬にも複数の名前がついています。まず、どの病気に対する薬かで、降圧薬、抗不整脈薬などの名前が付きます。テレビで言うと、地上波、BS放送などのレベルです。次に、どのような機序で作用する薬かでタイプ分けがされ、カルシウム拮抗薬、利尿薬などの名前がつきます。NHK、TBSなどのレベルです。次にメインとなる成分によって一般名が付きます。ドラマ、ニュースなどのレベルです。

同じ薬でも複数の会社から発売されている場合があり、それぞれの会社がつけている名前があります。これを商品名といいます。龍馬伝、風林火山などのレベルですね。皆さんが通常目にしたり耳にしたりするのは、この商品名です。本やインターネットなどで検索した時は、一般名が使われているケースも多いかもしれません。しかし、最も目にするのは（例えば薬を包装するパックや処方箋など）商品名なので、本書ではできるだけ商品名を使って説明します。

さて、降圧薬の第１選択薬４種類ですが、それぞれ血圧を下げる仕組みが違うので、あるタイプの薬で血圧がコントロールできなくても、別のタイプの薬では血圧がコントロールできる可能性があります。ですので、あるタイプの薬の標準量で血圧のコントロールができなかった場合、お医者さんはまず別のタイプの薬を試すことを考えます。

降圧薬を変更することによって、血圧のコントロールができる割合がどのくらいなのかについては残念ながらデータがありません。これに関しては、試行錯誤でやってみるしかないようです。

薬は何種類くらい試すべき？

次に「単独の薬を何種類くらい試したらいいのか？」についてご説明しましょう。

血圧を下げる薬の第1選択薬は4種類あります。ここではどのような機序で作用する薬かの話だったので（テレビ番組で言うと「NHK」くらいのレベルですね）、カルシウム拮抗薬、利尿薬、ARB、ACE阻害薬という名前の4つの薬が第1選択薬となっています。

このうち、実はARBとACE阻害薬は、血圧上昇をもたらす1つの経路の入り口と出口を抑える薬なので、作用はよく似ており、同じタイプの薬と考えても差し支えありません。したがって、カルシウム拮抗薬から1つ、利尿薬から1つ、ARBあるいはACE阻害薬のいずれかから1つ、の3タイプは試したいところです。ただし、1種類か2種類で単独の薬をやめてしまう先生もいれば、もっと多くの種類、例えば5種類も6種類も試す先生もいるでしょう。これは、何種類試すかに関してはガイドラインがないので、先生の好み、特に先生のこれまでの経験と性格により影響されるからです。

今まで降圧薬のタイプを変えても効く患者さんにあまり巡り合ってこなかった先生は、1種類か2種類で、「アッ、やっぱりだめだ。いつもと同じだ」と考えて、次の手段を考えるでしょう。逆に、降圧薬のタイプを変えることで血圧のコントロールができた患者さんを多く経験している先生は、この成功体験に従って手を変え品を変え、何とか単独の薬の標準量でコントロールできるものを探すでしょう。

また、お医者さんの性格ですが、せっかちの先生とのんびりとした先生では違うでしょう。性格が関係するのは何もお医者さんに限ったことではありません。患者さんの性格も関係します。もう定年退職されて時間も十分ある人は、長くかかってもいいから薬の数や量を増やしたくないと思うかもしれません。逆に、まだ忙しく仕事をされている患者さんでは、「いつまでもちんたらと薬を変えてられない。早くスパッと決めてくれ」という方もいるでしょう。お医者さんは、このような患者さんの性格も考えて治療方針を決めます。ガイドラインという無機質な基準に縛られる昨今の医療ですが、人間らしさが残されている部分ですね。

薬を増やすか、別の薬と併用するか

それでは、3種類ほどの薬の標準量を試しても、血圧のコントロールができなかった場合、次の一手は何でしょう？

考えられるのは、「薬の増量（例えば標準量の倍量）」と「別のタイプの降圧薬の併用」の2つです。この2つの選択肢のうちどちらが良いのでしょうか？　薬の倍量の効果から考えてみましょう。ある薬の降圧効果を1と仮定しましょう。もし、これを倍量にすると期待している効果は1＋1＝2ですが、実際は1・2くらいにしかなりません。同じ薬を同量増やしてもその20％程度しか、上増しの効果は期待できないのです。

一方、別のタイプの降圧薬の併用をした場合はどうでしょう？　同程度の1という効果が期待できる別のタイプの薬を併用すると、期待している効果は1＋1＝2ということになります。実際に、ほぼこの期待通りの結果が得られます。

このことから、お医者さんは薬を増量するよりも、別のタイプの薬を足すほうを選択することが多いのです。でも、飲む薬の数が増えるとどんどん病気が進んでいるように感じるので抵抗がある、という人も少なくありません。そんな人にちょっと耳寄り（？）なニュースがあります。最近では、「配合剤」といって、4タイプの第1選択の降圧薬から、様々な2つを組み合わせた薬が発売されています。

それでは、降圧薬の配合剤にはどのような薬があるのでしょう。商品名で、ユニシア、エックスフォージ、ミカムロ、テラムロ、レザルタス、アイミクス、ザクラス、アテディオ、エカード、プレミネント、ロサルヒド、コディオ、ミコンビ、テルチア、イルトラなどです。ものすごい数の種類ですね。

最近では、３種類の降圧薬の配合剤も発売されており、商品名でミカトリオといいます。これらの薬を利用すれば、少なくとも表面上は１つの薬で済み、薬をたくさん飲んでいるという精神的な負担は少なくて済みます。ただし、実際は２種類以上の成分を飲んでいるということを忘れないようにしましょう。

体重コントロール、塩分制限、禁酒

単独の降圧薬で血圧が十分下がらなかった場合、薬の増量と併用では、併用の方がよいことはご理解いただけたと思います。

「理解はできたけど、やっぱり抵抗がある」という方も多いのではないでしょうか。すなわち、それでもなんとか薬を増やさずに済ませられないものか、と思われる方です。それには、患者さん自身の頑張りが必要です。どのような頑張りが必要かというと、降圧薬をやめるときの頑張りと一緒です。

体重コントロール、塩分制限、禁酒、の３つです。

１つめの体重コントロールですが、以前、体重が１００kg以上あり、降圧薬を３種類飲んでも血圧のコントロールができていなかったのに、別の病気で入院して体重が80kg

以下まで減少した患者さんがいました。すると、すべての降圧薬を中止しても、血圧が正常に維持されました。

このように体重のコントロールはとても効果的です。ただし、体重のコントロールで知っておかなくてはいけないことが1つあります。体重をコントロールすると、最初の2～3週間で血圧がグンと下がります。これに気をよくしてもっと体重を下げたらもっと血圧が下がるだろう、と大きな期待をよせて、さらなるダイエットに励んで実際に体重が減ったとしても、血圧は期待ほど下がりません。人間、期待が大きければ大きいほど、裏切られた時の落胆も大きいものです。でも、ここであきらめると、体重とともに血圧もリバウンドしてしまいます。長い目でみて、無理なく続けられる体重のコントロールを行うことが大切です。

次に減塩です。減塩により血圧が10%以上下がる人を、「食塩感受性」と呼びます。日本人は外国人に比べて食塩感受性の人の割合が高く、血圧が正常の人でも20～30%、高血圧の患者さんでは50%前後が食塩感受性であるといわれています。

味は舌で感知され、神経を介して大脳に信号が送られて、しょっぱいと感じます。塩分の多い食事をしていると、この「舌→大脳」の経路が慣れっこになって、ちょっとした塩分ではしょっぱいと感じなくなってしまいます。逆に塩分の少ない食事をしていると「舌→大脳」の経路が敏感になり、ちょっとした塩分でもしょっぱいと感じるようになります。塩分制限は、体重のコントロールとは逆で、最初の数週間はしょっぱい味に慣れてしまった鈍感な「舌→大脳」の経路が塩味を欲しがるのに打ち勝たなくてはいけないので一苦労です。でも、一旦この壁を超えてしまうと敏感となった「舌→大脳」の経路が塩味を受け付けなくなってくれるので、塩分制限を続けることがさほど苦でなくなります。塩分制限は、最初の数週間の壁を乗り越えるのが鍵です。

ところでちょっと自分の経験をお話しします。僕は40代前半に4年間秋田大学に単身赴任していたことがあります。お昼は、単身赴任者が集まって仕出し弁当をとって食べていました。「秋田のおばちゃんが作ったおふくろの味」というのが売りのお弁当で、単身赴任者の心を癒してくれたものです。

秋田県は全国の中でも食塩摂取量が多い県の1つです。食塩摂取量などを調べる国民健康・栄養調査が始まったのは昭和初期です。そのころには秋田県では、1日の食塩摂取量が、なんと34gもあったそうです。秋田県で多発する脳卒中を予防するために、減塩政策がとられて、塩分摂取量は劇的に減りましたが、それでも僕が単身赴任した時でも、全国平均11g／日に対して秋田県では平均14g／日と多くの食塩を摂取していました（平成24年には「健康秋田21計画」という取り組みのおかげで、11・1g／日と全国平均に近づいています）。

秋田の味を売りにした仕出し弁当も、最初のうちはしょっぱいのに関してだけは閉口していたのですが、いつの間にか気にならなくなりました。正確に記憶していないのですが、あっという間だった気がします。2～3週間くらいでしょっぱいと感じなくなったのではないでしょうか？

すると、それまでは血圧は低いほうで、気にしたことなど一度もなかったのですが、職場（大学）の健康診断で突然高血圧と指摘され、びっくりです。あわてて、降圧薬を飲み始めました。

4年間がたち、単身赴任生活が終わり、家で食事をするようになりました。教授に就任したばかりで張り切って、土日も含めて毎日終電、あるいは終電すぎまで仕事をしていたので、お医者さんにかかる時間がなく、血圧も測らずにただただ薬だけをもらって飲んでいたら（不良患者の典型ですね）、何やらめまいがするので、血圧を測ってみると上の血圧が90㎜Hgもありません。

あわてて降圧薬をやめても、血圧は単身赴任する前の低い値のままです。身をもって、「これぞ食塩感受性なんだ」と実感した出来事です。

単身赴任して仕出し弁当を一緒に食べていた人がみんな高血圧になったわけではないので、食塩感受性は個人差が大きいということも併せて身をもって実感しました。

最後の禁酒ですが、これには賛否両論あるようです。

賛成の人の理屈は次のようです。飲酒をすると、血圧を上げる交感神経というものが刺激されます。交感神経については、第2章で詳しく説明します。さらに、お酒を飲むときのおつまみを思い出してください。濃い醬油だれのたっぷりついた焼き鳥、塩をいっぱいまぶした枝豆、しょっぱいお漬物、と塩分の宝庫です。人によっては、「締めはラーメン！」とばかりに、さらに繰り出して塩分をたっぷり摂取します。ですので、飲酒をすることは血圧を上昇させると主張します。

反対の人の言い分はこうです。飲酒をするとリラックスできる効果もあり、酒好きの人が禁酒するとかえってストレスが溜まってしまい血圧が高くなる、という主張です。無理ないダイエットが重要と説明したように、禁酒でも無理なくお酒を控えることが重要のようです。禁酒することが苦でない人は、禁酒するのが良いでしょう。もし、禁酒するとイライラする人は、酒量を減らすことと、あるいはおつまみを野菜スティックにするなどして塩分を減らす工夫だけでも心がけてみてはどうでしょう。

最後に、最初の質問「先生、でも一度血圧の薬を始めると一生飲み続けなくちゃいけないんでしょ?」に戻ります。その答えは、降圧薬を始めても必ずしも一生飲み続けなくてはいけないわけではありません。ただし、それは患者さん次第の面が大きいようです。もし降圧薬をやめたいのであれば、体重コントロール、減塩、禁酒あるいは節酒を心がけましょう。

第2章　血圧が測るたびに違うんだけど、どの血圧が本物？

血圧の変動に関する質問も良く受けます。

病院で測る血圧を「診察室血圧」、家庭（自宅）で測る血圧を「家庭血圧」といいます。一般的には、診察室血圧の方が家庭血圧よりも高いことが多いようです。

この場合、高血圧治療のガイドラインでは、「診察室血圧と家庭血圧が違う場合は、家庭血圧による診断を優先する」と書かれています。今では家庭血圧の重要性が認識され、血圧で病院にかかっている人は、お医者さんから血圧手帳を渡されて「これに家で測った血圧を記入して、次の受診の時に見せてくださいね」といわれます。それで家で血圧を測ってみたら、血圧が変動するので、「いつ血圧を測ったらいいの？」「どの血圧を手帳に書いたらいいの？」「もしかしたら自分の持っている血圧計は壊れているの？」といろいろ疑問が湧いてくるようです。

具体的に良く聞かれる代表的な質問は、「日中の血圧は140／80㎜Hgくらいなのに、夜は110／60㎜Hgまで下がってしまうのですが、このまま血圧の薬を飲んでいてもいいのですか？」「病院で測ると血圧が高いけど、家では高くないので大丈夫ですよね？」「血圧を2回測ると、いつも1回目が高いので、2回目の血圧を血圧手帳に書いているんですけど、いいですよね？」などです。人間なかなか自分に厳しくできなくて、良い数値の方を信じたくなるものですよね。僕もそうです。でも本当にそれで大丈夫なのでしょうか？

血圧は変動する

まず、そもそも血圧はどれほど安定しているものなのでしょうか？

血圧は、測るときの姿勢を変えるだけでも大きく変動します。例えば、血圧は手を心臓と同じ高さにして測るのが正しい測り方ですが、手を置く位置をたった10㎝低くするだけで、血圧は7～8㎜Hg高くなります。

また、最初に書いたように病院で測る診察室血圧の方が、通常は家庭血圧よりも高い人がいます。これを「白衣高血圧」といいます。

病院の中であっても、待合室と診察室で血圧は違います。同じ人の血圧を、同じ自動血圧計で同じ時間に、半分の人は待合室で測ってからすぐ診察室に移動して再び測り、残りの半分の人は逆に診察室で測ってからすぐに待合室に移動して測ったデータがあります。診察室で測るだけで、血圧は20㎜Ｈｇ近く高く出ます。このように、「血圧は測る時の周囲の環境、患者さんの姿勢、測る場所（待合室か診察室か）で容易に変わるもの」ということを認識しましょう。

次に「白衣高血圧」について少し説明します。白衣高血圧は珍しいものではありません。普段は血圧が正常の人でも、病院で測ると約30％で血圧が正常以上となる、すなわち約30％の人が白衣高血圧であるといわれています。

実は、かくいう自分もこの30％の中に入っていて、家と健康診断での血圧が30～40㎜Ｈｇも違います。「医者なのに白衣高血圧」というシャレにならない状況です。白衣高血圧の人は、ちょっとした精神的な緊張で血圧が上がるので、日常で血圧が上がる機会が多く、問題なのでは、と考えがちです。ところが、実際のデータによると白衣高血圧の人で、脳卒中や心筋梗塞などが増えるというデータは今のところありません。したがって白衣高血圧でも、家庭血圧が正常であれば治療は行わなくて良いようです。

逆に、病院や健診では血圧は正常なのに、家庭で測る血圧は高い、という人もいます。これを「仮面高血圧」あるいは「逆白衣高血圧」といいます。人は病院や健診ではなくて、家庭や会社・学校にいる時間が1日のほとんどなので、この時に血圧の高い仮面高血圧は問題です。悪いことに、仮面高血圧は発見されにくく（健診での血圧は正常なのですから）、したがって当然治療もされずに放置されるので、脳卒中を起こしやすいことも分かっています。

病院の方が緊張してストレスも強いので、白衣高血圧はなるほどと思います。では、なぜ一部の人では、普通の生活の方が血圧が高く、仮面高血圧となるのでしょう？

仮面高血圧の原因として様々な要因が想定されていますが、最近注目されているものの1つがタバコです。タバコを吸うと確実に血圧は上がります。一服吸うだけで、上の血圧が3～12㎜Hg、下の血圧が5～10㎜Hg上がるというデータもあります。ヘビースモーカーの人は、自宅でタバコを吸っている時の血圧の方が、その人にとっては普段の血圧になりますが、病院や健診ではタバコを吸えないので、血圧が正常値まで下がります。ところで、愛煙家にとって喫煙は息抜きであり、リラックスやストレス解消の効果があります。リラックスし、ストレス解消ができるなら、血圧は下がりそうなものですが、なぜタバコを吸うと血圧が上がるのでしょう?

これはタバコに含まれているニコチンに血圧を上げる作用があるからです。

また、コーヒーも仮面高血圧に関係するのではといわれています。1日1～2杯であればそれほど影響はありませんが、1日5杯以上飲む人では、血圧に影響が出ることが分かっています。これはコーヒーに含まれるカフェインが原因です。家や職場ではコーヒーを離せない、という人も、自宅や職場の血圧の方が高いことがあるので、病院や健診での血圧が正常だからといって、油断はできません。

自律神経の影響

ところで、このような血圧変動の根本的な原因は何でしょう?

血圧の変動に最も大きな影響を与えるのは、なんといっても「自律神経」です。筋肉に指令を送る神経には2種類あって、それぞれ「運動神経」「自律神経」といいます。

手や足の筋肉のように、自分の意志で操ることができる筋肉は大脳から命令を送られる「運動神経」でコントロールされています。一方、心臓や血管は自分の意志では操ることができません。例えば、今日は疲れたから心臓の働きを少し強くしたい、朝低血圧でボーッとするので血管を細くして血圧を上げたい、と思ってもそう都合よくはいきませんよね。これは自分の意志による制御を受けない自律神経によってコントロールされているからです。

自律神経には「交感神経」と「副交感神経」の2種類があって、交感神経が血圧をあげる方の自律神経で、副交感神経が血圧を下げる方の自律神経です。白衣高血圧は、白衣を見ることによって交感神経が緊張するために起こります。ニコチン・カフェインによって血圧が上がるのも、ニコチン・カフェインがともに交感神経を刺激するからです。

血圧の日内変動

もう1つ血圧の変動でよく見られるのが、血圧は1日のどの時間に測るかによってみられる変動です。これを「血圧の日内変動」といい、患者さんの「いつの血圧を血圧手帳に書けばいいの？」という疑問につながる変動です。日内変動はそのパターンによって次の3つのタイプに分類されます（図33頁）。

日中の血圧に比べて夜間の血圧が10％以上低いもの：ディッパー型

血圧の日内変動の３タイプ

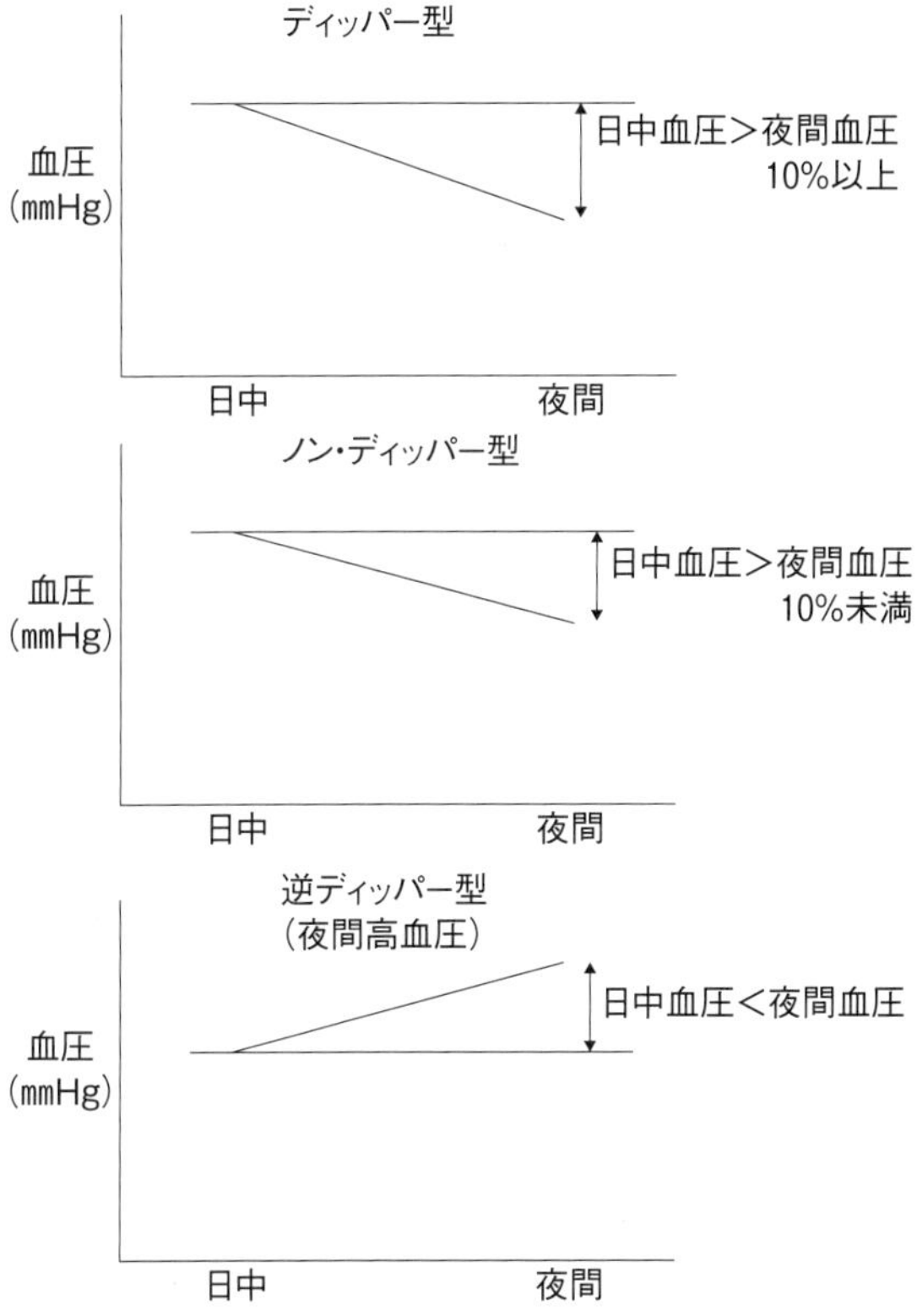

日中の血圧に比べて夜間の血圧低下が10％未満のもの：ノン・ディッパー型
日中の血圧に比べて夜間の血圧の方が高いもの：逆ディッパー型

逆ディッパー型は、「夜間高血圧」とも呼ばれます。「ディッパー（dipper）」とは聞きなれない言葉ですが、「下がる、降下する」の意味の英語で、夜間の血圧が下がるのでこのように呼ばれています。鞄や洋服のチャックの「ジッパー（zipper）」と間違いがちです（かくいう筆者も最初はそう思っていました）。日内変動にも自律神経が関係します。日中は血圧をあげる方の交感神経が活性化しているので血圧が高く、夜は血圧を下げる方の副交感神経が活性化しているので血圧が低く出ます。

血圧の日内変動の原因は自律神経だけではありません。正常の人は日中体を動かすことによって、腎臓から尿とともにナトリウム（塩分ですね）が排泄されます（これを「ナトリウム利尿」と呼びます）。夜間寝ている間は、トイレに行く回数が減ることから分かるように、尿は昼間に多く出て、夜はあまり出ないものなのです。昼間多く出る尿の影響が少し遅れて現れて夜の血圧が下がります。したがって図33頁の３つの日内変動パターンでは、ディッパー型が正常の血圧の日内変動パターンと考えることができます。

本章の最初に例として出した「日中の血圧は140／80㎜Hgくらいなのに、夜は110／60㎜Hgまで下がってしまうのですが、このまま血圧の薬を飲んでいてもいいのですか？」という質問の患者さんは、日中の血圧に比べて夜の血圧が10％以上下がっているのでディッパー型に属することになります。このような患者さんには、「夜血圧が下がるのは普通なんですよ。このまま血圧の薬を飲み続けてくださいね」と説明します。

実は血圧の日内変動では、夜血圧が下がらない人、すなわち「夜間高血圧」の人が問題で、脳梗塞や心不全などになりやすいことが分かっています。このような患者さんは日中の塩分排泄・尿量が足りないと考えられるので、利尿剤と呼ばれる、腎臓からの塩分排泄と尿量を増やすタイプの血圧の薬が良く効くことが多いです。

血圧の日内変動に関する質問で、もう1つ多いのが「朝、血圧が高いんですけど、大丈夫ですか？」というものです。残念ながら、こちらもあまり良いサインとはいえません。日中の血圧に比べて、早朝血圧が20㎜Hg以上高いものを「早朝高血圧（英語でモーニング・サージ）」と言います。1日で血圧が最も高くなるのは、起床から約1時間後といわれています。

実は、血液の固まりやすさにも日内変動があります。早朝高血圧の現れる起床後1時間は血液の固まりやすさも強く、したがって脳梗塞や心筋梗塞など、血液が血管に詰まることで起こる病気の発症頻度は、朝から午前中（午前6時から10時）にかけて高くなります。この時期に脳梗塞や心筋梗塞が起こることを助長する血圧が高いのは良くないのです。

それでは、早朝高血圧はどういう仕組みで起きるのでしょう?

これにも自律神経が関係します。先ほど、自律神経には血圧をあげるほうの交感神経と血圧を下げるほうの副交感神経があり、これが日内変動に関係すると説明しましたね。夜寝ている間は副交感神経の働きが強く、起き出すと交感神経の働きが強くなります。早朝は、夜型の副交感神経から、昼型の交感神経にシフトする時間帯です。交感神経と副交感神経はいわばライバル関係にあるので、起床後1時間くらいは、交感神経の働きが強くなると、これに負けまいとして副交感神経の働きも強くなり、交感神経・副交感神経の両方の作用が強い時間帯となります。

起床後1時間くらいたつと、粘っていた副交感神経もあきらめて交感神経にバトンタッチします。このバトンタッチがスムーズにいかないと血圧の上昇、すなわち早朝高血圧が起こります。

例えば、交感神経と副交感神経のライバル意識が、かつての巨人と阪神、現代だとスペインサッカーのレアル・マドリードとバルセロナのように異常に強く、他にはいくら負けてもいいけど巨人にだけは負けるな、レアル・マドリードだけには負けるな、みたいだったとしましょう。朝になっても、副交感神経が交感神経だけには負けるな、とばかりになかなか引きさがりません。

でも、交感神経は、とにかく副交感神経に打ち勝って昼型の体制にもっていかないと一日が始まらないので、引き下がるわけにはいきません。すなわち、交感神経の作用は副交感神経があきらめるまでどんどん強くなるしかないのです。このような人では、副交感神経もいよいよ頑張りも限界ということで引き下がるときには、交感神経の活動は非常に高いレベルまで達してしまっており、突然の血圧上昇、すなわち早朝高血圧となってしまうのです。

早朝高血圧では交感神経の作用が関係するので、治療として交感神経の働きを抑える「αブロッカー」と呼ばれるタイプの降圧薬を就寝時に服用することが良いとされます。商品名でエブランチル、ハイトラシン、バソメット、カルデナリン、デタントール、ミニプレス、レギチーンなどです。

ただし、この処方には、ちょっと問題があります。αブロッカーは血圧を下げる作用はとても強いのですが、そのため副作用として立ち眩み・めまいが強く、最近ではあまり処方されなくなっている降圧薬です。実際、２００９年以降は、高血圧のガイドラインの第1選択薬からも外されています。

早朝高血圧は、自律神経の働きが衰えてきたご高齢の方に多く見られます。ご高齢の方は、夜間にトイレに起きられる方が少なくありません（尿は、昼は多く、夜は少ない、という正常な時の、尿の体内時計が狂ってきているのですね）。このご高齢の方にαブロッカーを就寝時に投与すると、夜トイレに起きた時に立ち上がろうとして立ち眩み・めまいで転倒してしまうことがあります。それで脳梗塞の代わりに骨折で寝たきりになった、なんてことになると、何のために就寝時にαブロッカーを投与したのか分かりません。

例えば１００人の、ご高齢で早朝高血圧の方がいたとして、その人たちに就寝前にαブロッカーを投与しないと、そのうち３人が早朝に脳梗塞を起こして寝たきりになると仮定しましょう（あくまで仮定の数字です）。一方、就寝前にαブロッカーを投与したら、脳梗塞は起こらなかったけどトイレに起きた時、転倒して寝たきりになった人が１

人いたとします。寝たきりになる人がαブロッカーを投与しない３人から、投与することで１人に減ったのだから、この治療は正しかった、との見方もできるかもしれません。

でも、医者とはいえ、そんなにドライに割り切れる人ばかりではありません。αブロッカーを投与しないで脳梗塞になった患者さんは、もともと患者さん自身に脳梗塞を起こす原因があって、医者はそれを防ぎきれなかったといえます。「自分は力不足だった」と深く反省しますが、だからといって、自分が寝たきりにさせてしまったと自分を責めることはありません。

一方、自分の出した薬で患者に不都合が起こることは、「大切な患者さんを自分が寝たきりにさせてしまった」ということになるので、お医者さんにとってはものすごいトラウマになるのです。ＰＴＳＤにならないまでも（なる人もいるかもしれません）、その光景を夢で見るとか、しばらくの間は、ことあるごとにその患者さんのことが頭に浮かぶ、ということはしばしば経験することです。

そこで現時点では、ご高齢の方の場合は、次善の策としてαブロッカーではなく別のタイプの血圧のお薬、特にカルシウム拮抗薬といわれる薬を就寝時に処方することが多くなってきています。

いつ測るのがよい？

次に「血圧を2回測ると、いつも1回目が高いので、2回目の血圧を血圧手帳に書いているんですけど、いいですよね？」という質問についてお答えします。

血圧を複数回測ると、2回目以降の血圧が低く出る人がいます。ところが、脳卒中などの関連が強いのは、1回目の血圧だという説もあります。ですので、できたら血圧は同じ時に2回測り、2回とも血圧手帳に記録して、お医者さんに見せるようにしましょう。

血圧は変動しますから、いつ測るのが一番良いのかも、よくきかれる質問です。測る回数が多いに越したことはなく、今では、24時間血圧計なるものをインターネットでも購入できるようになっています。でも、仕事をしている人では、それほど頻回に血圧を測るわけにもいきません。また、あまり細かく血圧を気にするのも精神衛生上、逆効果となり、かえって血圧を上げてしまいそうです。

そこで、朝と夜の2回血圧を測定することをお薦めしています。起床後は1時間以内の血圧が、最も高くなるとされるので、この時間帯で、排尿後、朝食や薬を飲む前に測定しましょう。夜は、就寝前、夕食後や飲酒後、入浴後は避けて測定しましょう。

朝と夜、それぞれ2回ずつ測って記入すると、日内変動のパターン、早朝高血圧・夜間高血圧の有無などが分かります。仮面高血圧を知るためには、日中の仕事をしている時、家庭にいるときの血圧もわかれば、なお好都合です。「仕事で昼間の血圧測定はちょっと無理」という人は、日曜日や祭日など仕事がない日だけでも、日中の血圧を記録してもらえると、治療方針を決める上で、参考になります。

最後に整理すると、高血圧の中で特に良くないと考えられるタイプは、「仮面高血圧」「夜間高血圧」「早朝高血圧」です。「白衣高血圧」はあまり心配いりません。

第3章　上と下の血圧が近いのは危険？

上の血圧、下の血圧

血圧に関して患者さんから聞かれることで、もう1つ多いのが、上の血圧（収縮期血圧）と下の血圧（拡張期血圧）のことです。例えば、「上の血圧と下の血圧の差が小さいのが良くないいんですよね？」や「下の血圧が少し高いんですけど、上の血圧は高くないので大丈夫ですよね？」などがよくある質問です。

最初に、「上の血圧と下の血圧は何を意味するのか」、から考えてみましょう。

これを理解するために、まず血圧の測り方から説明したいと思います。

人類が血圧を測るようになってから、実はまだ100年ちょっとしかたっていません。

1905年にロシアの軍医、ニコライ・コロトコフという人が初めて血圧を測定しました。

庭でホースで水まきをするとき、昔はホースの先端部分を指で少し塞いで、口を狭くして、水を噴射状に勢いよく出して、遠くまでまいていました。長くやっていると指の力がなくなってきて、両手で抑えたりと苦労したものです。

血圧の測定は、このホースによる原始的な水まき方式を利用しています。

血圧を測定する時は、カフという空気を入れて風船のように膨らませることのできる筒状のものを上腕（ひじから肩までの手のことです）に巻きます（図45頁）。カフに空気を入れていくと、上腕の動脈の流れが一旦ストップします（図上）。そこからカフの空気を少しずつ下げていくと、カフを巻いた上腕でも少し血液が流れるようになります。

これは、カフに加わった圧が、カフより心臓に近い太い動脈（大動脈も含めて）の上の血圧より低くなったためです。

この時、カフを巻いて細く、圧が高くなった上腕の動脈からその先の束縛のない圧の低い前腕（ひじから手首までの腕のことです）の動脈へ、血液がジェット状に飛び出していきます。

庭の水まきだと水の軌道が広がって、広範囲に水がまけるので好都合ですが、血管だと噴射状の血液が壁にぶつかって、聴診器で聞いているとこれに伴って「トントン」という音が聞こえてきます。自動血圧計だと、「ピッピッ」という機械の音が聞こえますよね。この音をロシアの軍医の名前にちなんで「コロトコフ音」とよび、コロトコフ音が聞こえ始める時のカフに加えた圧が上の血圧（収縮期血圧）となります（図中）。すなわち上の血圧は心臓に近い動脈の最も高い血圧です。

カフに入れた空気をさらに減らしていくと、ある時点でカフを巻いた上腕の動脈の流れと、その先の束縛のない前腕の動脈の流れに違いがほとんどなくなって、血液がジェット状に飛び出さなくなります。このため、コロトコフ音が聞こえなくなります。すなわちカフに加えた圧と前腕の動脈の下の血圧が同じになったことを意味します。この時のカフに加わった圧が下の血圧（拡張期血圧）となります（図下）。すなわち、下の血圧は心臓から遠いところの動脈の血圧です。

自動血圧計はこのコロトコフ音をマイクで測定しています。お医者さん、看護師さんはこれを聴診器で聞いています。お医者さん、看護師さんは聴診器をカフが終わるひじあたりにあてますよね。自動血圧計でもマイクのついた方（マイクがついているかは知らないかもしれませんが、印がついている方です）を肩の方ではなくひじの方に来るよ

血圧の測定方法：上の血圧と下の血圧

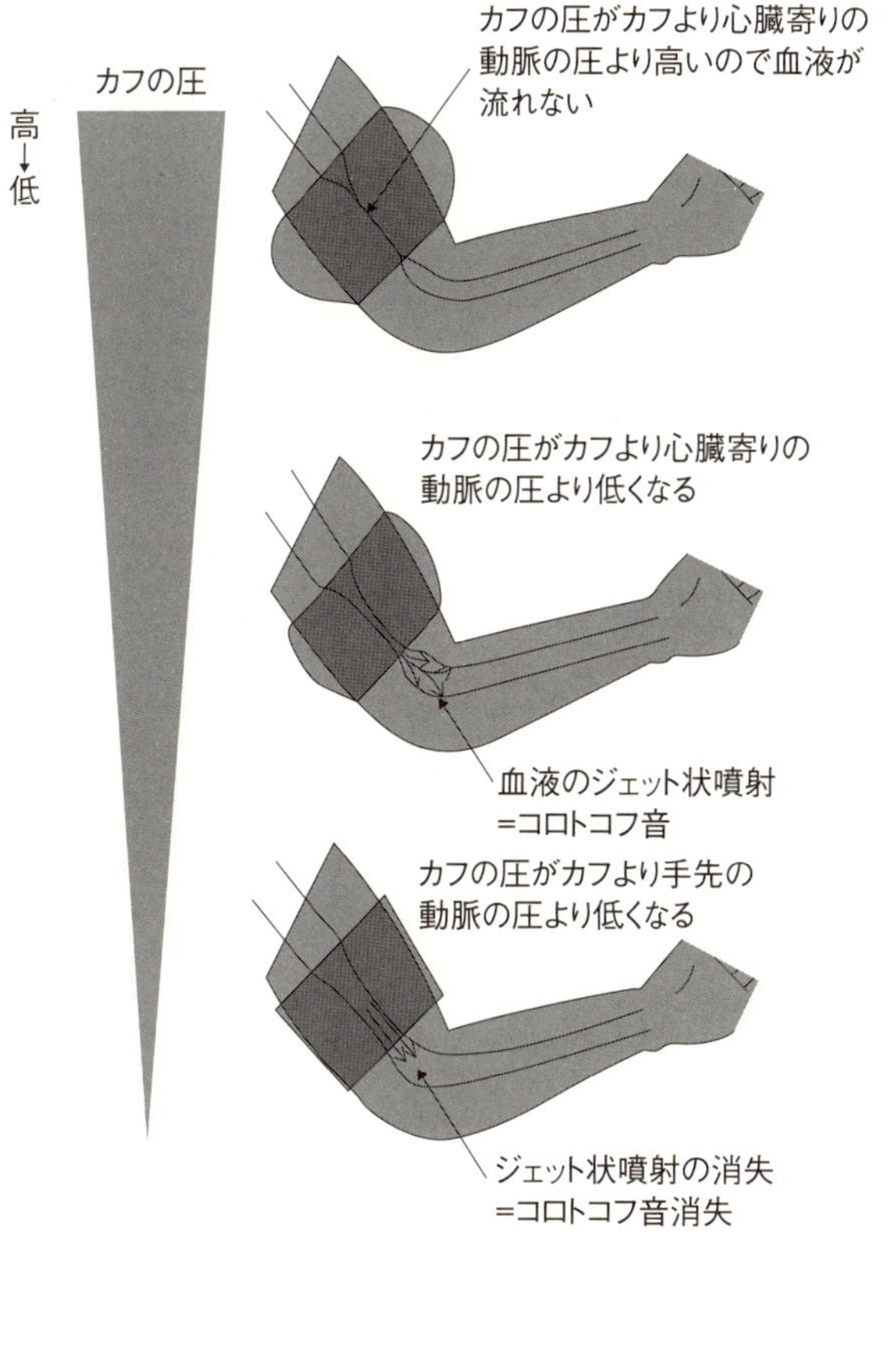

うに、と説明書に書かれています。これは、カフがなくなるところでの噴射状の血液の流れによって起こるコロトコフ音を、聴診器あるいはマイクで拾っているからです。

もう一度整理すると、上の血圧は上腕よりも心臓の近くにある太い動脈（大動脈など）の血圧を表します。下の血圧は、前腕より先の血圧を表します。上の血圧と下の血圧の差を医学用語では「脈圧」といって、正常値は40～60㎜Hgです。

上・下の血圧と動脈硬化

それでは、心臓に近い太い動脈と、手先の細い動脈では何が違うのでしょう？

動脈の壁には、平滑筋と呼ばれる筋肉と、弾性線維と呼ばれる線維が存在します。大動脈も含めて太い動脈は、血管の壁に筋肉があまりなくて、その代わりに「弾性線維」といって伸び縮みができる線維が豊富に存在します。この太い動脈を「弾性血管」と呼んでいて、伸びたり縮んだりすることができます。これは心臓の収縮と拡張による血圧の大きな変動を緩衝するためと考えられます。

一方、手足に限らず心臓から遠いところにある細い血管の壁には、筋肉が豊富に存在しており、逆に弾性線維は少なくなっています。これを「筋性血管」と呼び、伸び縮みすることはあまりできません。すなわち血圧の変動も小さくなります。これは、手足の血管では、心臓の収縮と拡張による血圧の変動を緩衝する必要はもうなくなっており、一方で心臓から遠いところにある臓器に常に一定の血液を送りたいからです。

上の血圧が高くなるのは、太い動脈が硬くなって伸び縮みできなくなった時です。これは、これらの動脈で動脈硬化が進んだことを意味しています。一方、下の血圧が上がるのは、手先の細い血管の壁に豊富に存在する筋肉の緊張が強くなった時です。この血管の筋肉の緊張に影響するのが、自律神経「交感神経」の緊張です。

通常、高齢者では動脈硬化が進み血管が硬くなるので上の血圧が高くなり、脈圧は大きくなります。検査で「血管年齢」というのを求めたことがある人もいることでしょう。血管年齢は動脈の硬さから推定年齢を割り出しているものなのです。これからも、「高齢→血管が硬くなる」ということが分かりますね。心筋梗塞や脳梗塞などの発症は、上の血圧および脈圧が高いと高くなります。脈圧が正常値以上（60㎜Hg以上）の人では、正常値の人に比べて心筋梗塞や脳梗塞の発症が1・5～2倍多くなります。一方、下の圧が高くなり脈圧が小さくなるのは、まだ血管は動脈硬化がなくて柔らかいけれども、交感神経が緊張し手足の血管の筋肉が収縮していることを意味します。若い人の高血圧は、普通は下の血圧が高くなり、脈圧が小さくなるパターンです。

ところで、よくおじいちゃん、おばあちゃんが「冬になると手足が冷えてね」と嘆くのを聞いたことがありませんか？　どうして手足が冷えるのでしょう？

人の体の温度を決めているのは、血液です。それでは、冷え性の人は血液の温度が低くて、暑がりの人は血液の温度が高いのでしょうか？

人の血液の温度はみんなほぼ同じで、37～38℃です。暑がりの人と寒がりの人では、血液の温度に違いがあるのではなく、37～38℃の血液の流れやすさに違いがあるのです。

伸び縮みできる太い動脈は縮むことによって、心臓から出てきた血液を手足の先の方まで送る働きをします。これを心臓のポンプ（第5章で説明します）に対して「血管ポンプ」あるいは「動脈ポンプ」と呼んでいます。太い動脈が動脈硬化で硬くなると、血管ポンプとしての働きができなくなるので、手足に血液を十分送ることができなくなります。高齢の方は太い動脈の動脈硬化が進んでいる場合があるので、血管ポンプとしての機能が失われて、手足に37～38℃と温かい血液を十分送れなくなるので、手足が冷えると感じるようになります。お年寄りで手足が冷えるという人は、動脈硬化が少し進んでいると考えましょう。

次に「下の血圧が少し高いんですけど、上の血圧は高くないので大丈夫ですよね？」という質問について考えてみましょう。

上の血圧が高いのは、すでに動脈硬化があることを意味します。一方、これから起こる動脈硬化と関係が深いのは実は下の血圧であることが分かっています。下の血圧が高いけれども、上の血圧はそれほど高くなくて、脈圧（上と下の血圧の差ですね）が小さい人は、まだ動脈硬化が起きていなくて血管は柔らかいことを意味します。しかし、同時に動脈硬化がこれから進むリスクがあるという意味も持っています。ですので、下の血圧が高い人は、まだ血管が柔らかいので「大丈夫」と考えるのではなく、ここで頑張らないと血管が硬くなって後戻りできなくなる、「ここが踏ん張りどころ」と考えるようにしましょう。踏ん張りどころ、というのは生活習慣でも薬でも良いので血圧を正常に維持しましょう、ということです。

血圧の差の大小

最後に、最初の質問「上と下の血圧の差が大きいのと小さいのではどちらが悪いのか」ですが、答えは、動脈硬化が進んだ、上と下の血圧の差が大きいほうが悪いといえます。

ただし、患者さんからも訊かれるように「上の血圧と下の血圧の差が小さいのは良くない」という声も確かによく耳にします。なぜこのような風評（？）が広まったのでしょう。

高血圧の起こり始めは、下の血圧が上がり、まだ動脈硬化も進んでいないので上と下の血圧の差が小さくなります。これは、これから動脈硬化が進むリスクが高いことを意味しています。おそらく、このような高血圧の起こり始めの人にもリスクを知ってもらい、動脈硬化が進み元に戻れなくなる前に血圧を下げる努力をしてもらおうという配慮から、このような評判が立った、いやもしかするとお医者さんが意図的にこのような評判を立てたのではないでしょうか？

要約すると、高い上の血圧、上と下の血圧の差が大きいのは「動脈硬化の結果」で、心筋梗塞や脳梗塞のリスクが高いことを意味します。逆に、高い下の血圧、上と下の血圧の差が小さいのは、「動脈硬化の原因」で、これから動脈硬化が進展することを意味します。

第4章　長距離・山登りが苦手だったのは、心臓が悪かったから？

学生時代、山登りですぐに遅れた人

最近、いろいろなところで病気と遺伝子の関係が取り上げられています。「本書も時流に遅れないように」というわけではないのですが、心臓の病気と遺伝子の関係に関する話題についてご紹介したいと思います。

学生時代、どのクラスにもたいてい1人くらいは、遠足などで山登りをしたり、体育の時間に持久走をすると、すぐにみんなから遅れてしまう人っていませんでしたか？大人になって心不全などの心臓病になった患者さんから「そういえば私は学生時代から長距離・山登りをするとすぐみんなから遅れてしまって、やっぱり昔から心臓が弱かったんでしょうか？」と聞かれることがたまにあります。長距離や山登りが苦手な人は、

もしかしたら潜在的に心臓が悪いのでしょうか？　答えは、「ＹＥＳ」でもあり「ＮＯ」でもあります。

長距離や山登りに関係するのは、心肺機能といわれるように、心臓だけでなく肺活量などの肺機能も関係します。また、足の筋肉も関係するでしょう。筋肉には、短距離に向く筋肉と、長距離に向く筋肉があると聞いたことがある人もいるでしょう。短距離に向く筋肉を「速筋」、長距離に向く筋肉を「遅筋」といいます。

速筋は、グリコーゲンと呼ばれる、短い時間に限れば、より効率よくエネルギーを供給できるエネルギー源を豊富に持ち、肉眼的に白く見えるので「白筋」とも呼ばれます。一方、遅筋は長時間の運動になった時、酸素を送り込むための血管が豊富で、赤く見えることから「赤筋」とも呼ばれます。

魚で考えてみると分かりやすいかもしれません。「赤身魚＝遠海魚」「白身魚＝近海魚」のイメージがありますよね。海を長い距離回遊するカツオやマグロは、赤身魚です。これは長距離の運動に適した赤筋が多いからです。一方、タラやタイなど長い距離を回遊しない近海魚は白身魚で、これは長距離の運動に適さない白筋が多いからです。心臓や肺に全く問題がなくても、速筋が発達している人は、長距離・山登りは苦手でしょう。

ですから、学生時代から長距離・山登りが苦手だからといって、潜在的に心臓が悪いという人はほとんどいません。しかし、この「ほとんど」というのが曲者です。というのは、中にはごく稀に、心臓が潜在的に悪い人も潜んでいるからです。

「遺伝子」と「ゲノム」

このように、珍しいけれども稀にいる、もともと心臓が潜在的に悪い人とはどんな人でしょう?

ここで遺伝子の話が登場します。ある講演会で「遺伝子」や「ゲノム」は新聞にも出てくるし、テレビドラマや小説などでもよく使われるのでいまさら説明は要らないだろう、と思って説明なしに使ったら、講演会が終わった後、聞きに来ていた市民の方から「遺伝子やゲノムなどの専門用語を使う時は、ちゃんと説明してくれなきゃ困る」とお叱りを受けたことがあります。そこでまず「遺伝子」と「ゲノム」を簡単に説明したいと思います。

親から子供に引き継がれる情報を「遺伝情報」といいます。遺伝情報は、細胞の中にある核と呼ばれる小さな装置の中で、細い糸のような「染色体」と呼ばれる線維に蓄えられています。染色体にはＡＴＧＣという４つのアルファベットであらわされる暗号（正確には「ヌクレオチド」と呼ばれる物質です）が連なっており、人の遺伝情報はこの暗号に蓄えられています。

染色体は全部で23組ありますが、それぞれ２本ずつあってペアを組んでいるので全部で46本あります。１個の細胞の46本の染色体は、引き延ばすとその長さは２ｍにもなります。１個の細胞なんて肉眼では見ることもできないのに、さらにその一部分である核に２ｍもの染色体が詰まっているなんて、よっぽど細い線維が効率よく折りたたまれているのでしょうね。

ところで、この引き延ばすと２ｍもある染色体には、ＡＴＧＣの暗号のペアが全部で約30億個載っています。人の染色体には、約２万個のタンパク質に変換される領域があり、この領域を「遺伝子」と呼びます。

実は染色体の中で、遺伝子がある領域は全体のたった１～２％を占めるだけで、それ以外の大部分は遺伝子がない、何をしているかよくわからない領域です（これを「非遺伝子領域」といいます）。

大腸菌や虫などの生物と比べると、人の染色体は遺伝子の部分はそれほど違いがありません。これらの生物と人の間で決定的に違うのが、遺伝子以外の非遺伝子領域です。大腸菌では非遺伝子領域はほとんどありませんが、人ではこの非遺伝子領域が飛躍的に大きく、染色体のほとんど（染色体全体の98～99％）を占めるようになっています。

人が人たる所以、すなわち火を使い言葉を話すなどの高等なことができる（人が高等と思っているだけかもしれませんが）ようになった秘密の多くは、遺伝子ではなくこの非遺伝子領域にあるようです。このように非遺伝子領域も実はすごく大事だということで、遺伝子だけでなく非遺伝子領域も含めて、染色体にある30億ペアすべてを総合的にとらえたものを「ゲノム」といいます。個々の遺伝子の話をする場合は「遺伝子」、染色体全体の話をする場合は「ゲノム」と使い分けます。

ところで、このATGCという4つのアルファベットであらわされる暗号のほとんどは、すべての人で同じです。だからみんな火を使ったり、言葉を話すことができる同じ人間でいられるのです。でもほとんどであって、暗号の一部は人によって異なっています。このような異なった暗号のことを「遺伝子多型」と呼んでいます。

1人1人がどのくらい遺伝子多型を持っているのか、すなわちどのくらいゲノムの暗号が違うかというと、約300万個（全体のゲノムの約0・1％）の違う暗号を持っているといわれています。

この１人１人がもつ約３００万個の遺伝子多型が１人１人の個性を作り出しており、例えば背が高いとか、せっかちだとか、髪の毛が天然パーマだとか、などの原因となるのです。

それだけでなく、ある病気にかかりやすい、ある薬が効きやすい、逆にある薬の副作用が出やすい、などの原因ともなります。ゲノムを調べることによって個人個人のこのような特徴を知って、個人個人に適した医療をしましょう、というのが「オーダーメイド医療」とか、前アメリカ大統領のバラク・オバマさんがいった「Precision Medicine（日本語では「精密医療」といいます）」といわれるものです。

ところで、「変異」あるいは「遺伝子変異」という言葉を聞いたことがある人もいらっしゃるかもしれません。遺伝子多型が起こる場所が運悪く健康に深くかかわる遺伝子の上であると、先天的に病気が生じることがあります。これを「遺伝病」といいます。遺伝病の人は子供を持つまで長生きできない、あるいは長生きできても出産に耐えられない、などの理由から子孫を持つことは比較的まれで、このような遺伝子多型を持つ人の数は増えません。このように都合の悪いところに入り、稀にしか見られない遺伝子多型のことを、特別に「変異」あるいは「遺伝子変異」という名前を付けて呼びます（本質は遺伝子多型と同じです）。

以上が、遺伝子やゲノム、遺伝子多型、変異などの説明です。

心臓の遺伝病

ところで、心臓の遺伝病の代表は何かというと、「心筋症」と呼ばれる病気です。

心筋症というとどんな病気を思い浮かべますか？　新聞やテレビなどで目にするのは、生まれつき心筋症を持った小さな子供さんが、心臓移植しか生きるすべがなく、さりとて日本では子供への心臓移植が２０１７年の時点ではまだ認められていないので、アメリカなどの外国に行って心臓移植を行うケースではないでしょうか？

外国での心臓移植手術はものすごく高額ですが、小さな子を持つ親御さんはまだ経済力がありません。そこで、産経新聞が行っている「明美ちゃん基金」など、募金で必要資金を集めている記事を読んだことがある人もいるでしょう。このように心筋症は「極めて稀」で、「極めて重症」の病気とのとらえ方が、一般の方の間でも、また医者の間でも信じられてきました。

典型的な心筋症のサインの１つは、心臓の筋肉が厚くなることです（これを「肥大」といいます）。なにも症状もなく、健診でも心臓に問題があるといわれたことがない、いわゆる「健康」と呼ばれる人を１万人集めてきて、心臓の超音波（「エコー」ともいいます）という検査で、心臓の筋肉の厚さを調べてみたという研究があります。すると、健康な人の中にも、稀と考えられていた心臓の筋肉の肥大が、約５００人に１人の割合で見つかることが分かりました。

また、心筋症の患者さんは、心臓の筋肉に関係するいくつかの遺伝子のどれかに変異を持っているのですが、いわゆる「健康」と呼ばれる人でこれらの遺伝子の暗号を調べると、遺伝子多型（変異）が２００人に１人の割合で見つかります。

もちろん遺伝子多型（変異）が入ると都合の悪い遺伝子であっても、入る場所によって、さらに都合の悪い場所と、それほど都合が悪くない場所があります。遺伝子多型（変異）が都合の悪い場所に入ると、心臓移植が必要な、自分たちがイメージしていた重症の心筋症となります。

一方、さほど都合の悪くない場所に入った場合は、特に心臓に症状はないのに、心臓の超音波の検査をすると、たまたま心臓の筋肉の肥大が見つかるということになります。

このような人はどんな一生を送ることになるのでしょう？　実は、多くの人が全く症状もなく天寿を全うします。たまには、年をとってから心不全などの症状を示すようになる人もいるでしょう。すなわち、若いころから長距離や山登りが苦手だった人で、潜在的に心臓に問題があるごく稀な人はこのタイプになるのです。

こう考えてみると、検査法が進歩することは素晴らしいことです。しかし一方で、検査しなければ自分がそのような遺伝子多型（変異）を持っていることも知らずに、問題なく天寿を全うしていた人にまで、潜在的な異常を見つけ出すことになってしまうので、それはそれで考えものかもしれません。

金メダル遺伝子

最後に遺伝子って身近なこんなことにも関係しているんだ、と知ってもらうために、肩の凝らない話をしたいと思います。

少し前に、エベレストに登頂した人の遺伝子を調べようという研究が計画されたことがあります。実際には、エベレストに登頂した人が多すぎて、計画が見直され、８０００m以上に酸素マスクなしで登頂した人の遺伝子が調べられました。その結果、８００

０ｍ以上無酸素登頂に成功した人はみな、ある遺伝子に同じ遺伝子多型を持っていることが分かりました。

そこで、直近のシドニーオリンピックに出場した陸上選手で、この遺伝子多型を調べるという調査が行われました。すると、長距離選手の多くが、これと同じ遺伝子多型を持っていましたが、短距離選手では持っている人はほとんどいませんでした。この調査により、この遺伝子多型は持久力に関係する遺伝子多型と考えられるようになりました。

このようなスポーツに関係する遺伝子多型が、これ以外にもすでに複数見つかっています。「金メダル遺伝子」などとの呼ばれ方もします。詳細は「金メダル遺伝子を探せ」（善家賢／角川文庫）をご参照ください。

今、長距離大国というとケニアですね。その理由として、高地で生まれ高地で生活するので、生まれつき高地トレーニングをしているようなものだからとか、通学距離が長いから（毎日片道10㎞の道を走って通学する子も稀でないようです）、などの理由があげられますが、ケニアから比較的若くして日本に留学している選手が、思った以上にオリンピックなどで活躍することを見ると、どうもそれだけではなさそうです。

長距離大国ケニアでは、長距離指数というものをそれぞれの部族ごとに出しています。

すると、長距離大国ケニアでも、特定の部族（「ナンディ」という部族です）で長距離指数がとびぬけて高く、実際オリンピックの長距離のメダリストも、その部族出身者に集中しています。この部族の人を調べるとほとんどの人が、これら金メダル遺伝子のパターンがとてもよく似ています。

逆に今、短距離大国というと、ウサイン・ボルト選手のいたジャマイカですね。ジャマイカでも、短距離のオリンピックメダリストがジャマイカ全体に散らばっているのではなくて、特定の地区（「トレローニ」地区といいます）に集中しています。

ボルト選手の前の100mの世界記録保持者はアサファ・パウエルというやはりジャマイカの選手です。また、ちょっと古い話ですが、ソウルオリンピックの陸上100mでアメリカのスーパースター、カール・ルイス選手に勝って、金メダルを獲得したカナダ国籍のベン・ジョンソンという選手がいます。ベン・ジョンソン選手はのちにドーピングで失格となり、金メダルをはく奪されているのですが、彼はジャマイカからカナダへの移民でした。

ウサイン・ボルト選手は言うまでもなく、アサファ・パウエル選手もベン・ジョンソン選手もこのトレローニ地区の出身者です。そこで、この地区に住んでいる一般の人達の遺伝子を調べると、これらのいわゆる金メダル遺伝子が共通のパターンをとっており、こちらはケニアのナンディ族の人とは全く違うパターンなのです。こちらのパターンは短距離走にむく遺伝子パターンのようです。このような金メダル遺伝子をあらかじめ調べてから、選手の適性にあわせて種目を割り振るという国まであるそうです。

人生一度きりなので、このような選択も効率的なのかもしれませんが、なんでも知ってしまうと意外性がなくなって人生がつまらなくなってしまいます。「実は適性がないのに自分は良く頑張った」と、振り返って自分で自分をほめてあげられるような人生があってもいいのではないか、と思ってしまう筆者は古いタイプの人間なのでしょうか？

第5章　心不全も早期診断、早期治療が大切？

心不全とがんの予後

「心不全」とは、1つの病気というよりは、高血圧や心筋梗塞など様々な原因で心臓が十分な機能を果たせなくなった状態を指します。

一度患者さんに「心不全の治療をしましょう」とお話ししたところ、いきなり「私はもうすぐ死ぬんですか？」と聞かれてぎょっとしたことがあります。これは、患者さんにとっては、「心不全＝死因」というイメージが強いためなのでしょう。

確かに、厚生労働省が毎年発表している人口統計では、心臓病は悪性新生物に次いで何年も不動の第2位を占めています。死因第1位の悪性新生物（がん）は、一生の間に日本人の2人に1人が罹患し、約3人に1人が亡くなります。死因第2位の心臓病も、約7人に1人が亡くなります。

心臓病では、一生のうちに何人に1人がかかるかというデータは残念ながらありませんが、平成26年度の厚生労働省の「患者調査」では、がんが１６２万６０００人、心疾患が１７２万９０００人であり、心疾患の方が若干多いことから見て、がんと同じ程度、一生のうちに２人に１人か、もしかするとそれより少し多い人が心臓病にかかるのではないでしょうか？

その中でもっとも多い死亡原因が心不全です。診断がついてから、あるいはある治療を始めてから、５年後に生存している人の割合を「５年生存率」と呼んで、しばしば病気の重症度や治療の有効性を比較するのに使われます。がんにも、５年生存率の良いがんと悪いがんがありますが、すべてをひとまとめにして平均をとると、がんと診断されてからの５年生存率は今では50％を超えています。一方、心不全は心不全と診断されてからの５年生存率は50％を割っています。心不全で入院した人の５年生存率はさらに低く25％程度です。生存率という観点だけからみると、がんよりも心不全の方が若干たちが悪いのです。

これは、心不全は完全に治るということはないのに対して、がんは早期に発見して手術で完全にとり除くことができると、完全に治るので、このような５年生存率の違いになるのではないかと思われます。このように、心不全は確かに死亡原因として重要な病気です。それでは、患者さんの質問にあるように心不全にかかっているといわれたら、もうすぐ死ぬことを意味するのでしょうか？

心不全の早期発見

先の統計で、一旦心不全で入院すると、4人に1人しか5年後生存できないということから、お医者さんは心不全の人を早めに発見・診断し、早めに治療を始めて、入院にまで至らないようにすることが非常に重要だと考えています。

早期発見・早期治療というとがんの専売特許のように思われがちですが、心不全でも早期発見・早期治療がとても重要なのです。したがって、お医者さんから「あなたは心不全ですよ」といわれても、ごく初期の心不全であって、死の影すらちらついていないのがほとんどです。

心不全の治療の方針をたてるために、重症度に応じて4つのグループ（1〜4度）に分け、それぞれのグループで異なった治療方針をたてます。従来の分類では一番軽症のグループ（1度）は、心不全はあるけれども症状がないものを指しています。心不全治療のガイドラインでは、この1度、すなわち症状がない段階のごく早期から心不全の治療を始めることを薦めています。

症状がないのに、どうやって心不全であることを診断するのでしょう。

がんでは胃のバリウム検査、大腸がんのための検便、肺がんのための胸部レントゲン写真、子宮スメア検査などの検査が、住民健診（これを「特定健診」ともいいます）にも数多く取り入れられており、症状がない段階での早期発見に向けた方策は着々と進められています。だからこそ5年生存率が50％を超えるようになったのでしょう。

これに対して、心不全の早期発見の対策はどうでしょう。心不全の早期発見の取り組みは、進んでいないどころか、従来はみんなに行っていた心電図検査が、数年前から特定健診では一般検査項目から外れ、一部の人だけに行われるようになり、早期発見に逆行する流れにさえあります。1度の心不全の人は、たまたま別の病気、例えば高血圧や高コレステロール血症があったために、検査した結果、心不全もみつかったという患者さんがほとんどです。がんよりも5年後に生きている人が少ない心不全で、早期発見がおろそかにされ「たまたま」みつかることに頼っているというのは困った状況です。

もちろん厚生労働省でも、これをただ放置しているわけではありません。心不全の早期発見の対策が遅れている住民健診の中で、早期治療を可能にするために新しい重症度の分類法が取り入れられています。この新しい分類も従来の分類と同じように4つに分類するのですが、最も軽いグループ（こちらは「ステージ1」といいます）は以前よりも前倒しになっており、心不全になる前のリスク因子が存在するだけで心不全のステージ1に分類します。

リスク因子とは、高血圧がある、肥満がある、高脂血症がある、血糖が高い、など心不全に関与することが証明されている因子のことです。これらはいずれも、住民健診で十分見つけることができる項目です。

心不全治療のガイドラインでは、このステージ1の段階から、すなわち心不全になる前の段階から、心不全に対する治療を始めることが推奨されています。心不全になる前から心不全の治療をするのはやりすぎなのでは、との意見もあるかもしれませんが、心不全という診断がつくと5年生存率が50％を切ってしまうので、心不全になる前から手を打とうという考えは、必ずしも荒唐無稽な考えではないのです。ところが、このような状況が良く周知されていないので、健診などで高血圧・高脂血症などを指摘されて、外来に来られる患者さんに、降圧薬やコレステロール低下薬だけでなく、いきなり「心不全の治療薬を出しておきますね」というと、「ちょっ、ちょっ、ちょっと待ってください、先生。私は心不全なんですか?」ということになるのです。

これは、心不全は早期発見・早期治療が重要で、心不全が起きる前のリスク因子の段階からすでに治療を始めることが推奨されているから、このような事態となるのです。

心臓の「老化」と「加齢」

第４章で、「年をとってから心不全などの症状を示すようになる人もいる」と説明しましたが、心臓にも「老化」あるいは「加齢」という現象があって、このようなことが起こるのでしょうか?

その説明に入る前に、もう少しだけ心不全について説明します。

心臓の機能は血液を全身に送り出すことで、これは心臓が収縮することにより起こります。これがダメになることを心不全の中でも「収縮不全」といいます。ただし、収縮して血液を送り出すためには、心臓が拡張して血液を受け取り、心臓の中に全身に送り出すための血液が十分ある必要があります。こちらがダメになるのを、「拡張不全」といいます。

多くの心不全がまず拡張不全として始まります。拡張不全だけでは無症状のことも多く、したがって心不全と診断されないことが多いのです。拡張不全が進むと、収縮不全が付け加わってきて症状が出現し、心不全と診断されるようになります。心不全では、症状が出現する前の拡張不全の段階から治療することが必要です。

ところで、心臓の老化現象に話を戻しますが、心臓の老化現象の特徴はこの拡張不全の出現です。65歳以上の人、すなわち前期高齢者以上の方の20％以上に拡張不全があるといわれています。この心臓の老化を予防する方法はないのでしょうか？

最近、マウスを用いての動物実験で、「ポリアミン」と呼ばれる物質を食餌に混ぜると心臓の老化が防げることが明らかになりました。

ポリアミンといわれてもピンとこないと思います。「ポリ」とは多数を意味する接頭語で、アミン基がたくさんある化合物の総称です。ポリフェノールなら聞いた事があると思いますが、これもフェノール基がたくさんある化合物の総称なのです。このポリアミンですが、母乳にも含まれており、乳児用粉ミルクにも添加されていて、子供の成長にとても重要な働きを持っています。生体の中にあるポリアミンは出生後10日から2週間で最も多くなりますが、一方で加齢によって減少することが知られていて、これが心臓の老化にも関係するようです。

ポリアミンを多く含む食材を調べてみると、貝類・キノコ類・納豆・大豆・小豆などが列記されています。いかにも、かつての日本の家庭料理によく使われていた食材ばかりですね。超高齢化社会を迎えたわが国の伝統的な家庭料理は、心臓老化の予防につながっていたようです。家庭料理の欧米化に伴って、大腸がんが増えていることは良く耳にする話ですが、実は心臓の老化や心不全なども、これが原因で増えているのかもしれません。

足がむくむと心不全？

心不全に関する話題で、最後にもう１つ紹介します。心不全の症状で、患者さんがご自身で比較的わかりやすいのが足のむくみです。では、足がむくめばすべて心不全なのでしょうか？

女性の人でデパートの店員さんのように１日中立ち仕事をしていると、夕方には足がむくんでくることがあります。また、新しい靴を買うときも夕方に買うと、足がむくんでつい大きい靴を買ってしまうことになるので、夕方に靴を買っちゃいけない、といわれます。これらも足がむくんでいるので心不全なのでしょうか？　違いますよね。足がむくむからといって、すべてが心不全というわけではありません。

心臓から送り出された血液は、弾性を持った太い血管の血管ポンプ（動脈ポンプ）により手足に送られます。それでは、手足に行った血液は、どのように心臓に戻ってくるのでしょう？　特に、重力に逆らって血液が心臓に戻らなくてはいけない足に行った血液が問題です。だから、手のむくみはあまり起こらないのに、足のむくみは良く起こるのです。

静脈が血管ポンプ（静脈ポンプ）として作用して、血液を心臓に戻してくれるのでしょうか？　残念ながら、静脈は血管ポンプとしての機能を持っていません。それでは、足に送られた血液は重力に逆らってどのようにして心臓に戻るのでしょう？

これには、2つの仕組みが働いています。1つは「静脈弁」です。静脈には、動脈と違って弁と呼ばれるものがあります。弁は、台所の流しの排水溝のふたのようなものです。排水溝のふたは、下には開いて水が流れるようになっていますが、上向きには開けないようになっていますよね。同じように静脈の弁も、血液が心臓に向かう方向にしか開くことができないようにできています。これによって、静脈では心臓に向かう方向にしか血液が流れません。

　もう1つは「筋肉ポンプ」です。静脈は皮膚から見える「表在静脈」と体の奥の方を走っている「深部静脈」に分かれます。表在静脈の血液は直接心臓には戻らず、深部静脈に集まり、その血液が心臓に戻ります。この深部静脈は筋肉の中を走っています。歩いたり、足首を動かしたりすると、ふくらはぎの筋肉が収縮と拡張を繰り返して、これがポンプのように働いて血液を心臓の方に送ってくれます。これを「筋肉ポンプ」といいます。

　最近、「下肢静脈不全」と呼ばれる病気がひそかに注目されています。これは、静脈弁が何らかの理由で機能しなくなることによって起こります。心不全がそれほど悪くないのに足にむくみがみられる患者さんが、近年、多くなってきていますが、この場合は、心不全に加えて下肢静脈不全の存在を疑う必要があります。

　最近では、レーザーによって下肢静脈不全の治療ができるようになってきていますが、このような外科的な処置をするのでなく、自分でできることといえば、まずは、長い間、足を下に置かないこと。すなわち少しお行儀が悪いですが、時々足を机の上などに上げることです。もう1つは歩いたり、つま先の上げ下げをしてふくらはぎの筋肉を刺激すること。そして最後の1つは、弾性ストッキングと呼ばれる伸縮するストッキングで足を圧迫することです。ただ、弾性ストッキングは、むくみがひどい人がすると、皮膚を圧迫して皮膚潰瘍などを作ってしまうことがあるので注意が必要です。

キリンがめまいを感じない理由

最後に、弁ということでキリンについてちょっと面白い話を紹介しましょう。

キリンってどんな動物って子供たちに聞くと、一番多い答えはきっと「首が長い動物」でしょう。動物園などに行くと、キリンが長い首を曲げて地面にある餌を食べたり、水を飲んだりすることがあります。首を曲げているときは、頭が低いので血液が重力に従って頭に集まるのでいいのですが、食べ終わって、あるいは飲み終わって首を上げた時、重力に逆らって血液を頭に送らなくてはいけませんが、あんなに首が長いのに頭が血液不足になってめまいや失神を起こさないのが不思議です。

動物の言葉を話せるドリトル先生と違って、私たちにはキリンの言葉は分からないので、もしかしたらめまいが起こっているのかもしれません。けれども、キリンが餌を食べて頭を上げた時によろけた、転んだ、なんて見たことも聞いたこともないので、やっぱりめまいはしていないのでしょう。

どうしてめまいがしないのかというと、キリンは首の動脈に弁があって、血液を心臓から頭の方に送るときだけに弁が開くようになっているからです。この他の動物にはない弁のおかげでキリンは首が長くてもめまいが起こらないのです。人は、頭を下げていて頭を上げると、たまにめまいがすることがありますよね。首がこんなに短いのにめまいがするのは、人は首の動脈に弁がないからなんです。

ところで、首の長い動物というと、男の子たちが大好きなティラノサウルスやブラキオサウルスなどの恐竜がいます。これらの首の長い恐竜も動脈に弁があったのでしょうか？　それともこれらの恐竜はキリンに比べて首の筋肉が発達しているので、筋肉ポンプだけで頭に血液を十分送ることができたのでしょうか？

米ミズーリ大学のケイシー・ホリディ博士は、ブラキオサウルスの首の動脈には弁があったと主張されています。動物の体って、うまくできているのですね。

第6章　心臓病の人はアクション映画やスポーツ観戦は避けたほうがいい？

僕がアメリカの映画館で初めて見た映画は「エイリアン」でした。

大型宇宙船の乗組員が、おぞましい姿の異星人と戦う映画です。女優シガニー・ウィーバー演じる主人公がエイリアンに襲われそうになると、映画館でみている人が一斉に立ち上がって「Run away!（逃げろ！）」と叫び、逆襲に転ずると「Go for it!（やっつけろ！）」、最後にエイリアンをやっつけると、「She did it!（やった！）」と、アメリカ人はあたかも我が家のリビングにいるような感覚で、映画館で映画を見るのに新鮮な驚きを感じました。

ところで、エイリアンが突然現れるとハッと息をのみますし、手を握り、緊張の極限状態になります。小さな子供などは、怖がってお父さんの背中や座席の後ろに隠れて、でも怖いもの見たさで覗き見ていました。スポーツの観戦などでも同様です。サッカー

WカップなどでPK戦にでもなろうものなら、心臓は激しく脈を打って、いてもたってもいられなくなります。

実際、少し前の日本代表の監督イビチャ・オシムさんはPK戦になると自分のチームの試合であり、勝敗を左右する大事な場面であるにもかかわらず、みていられなくなって控室に戻ってしまっていました。

このような、アクション映画やスポーツの観戦は心臓病を持つ人に悪影響はないのでしょうか？

心筋梗塞とサッカーWカップ

これに対するヒントとなる面白い研究結果があります。

2006年にドイツでサッカーWカップが開催されました。サッカーWカップは6月に行われるので、これを含んだ3か月、5月・6月・7月の毎日の心筋梗塞の発症件数をミュンヘン市で調べています。2006年の前後の3年間を調べていますが（図79頁）、もちろんサッカーWカップが開かれなかった2つの年では特別な傾向はありません。ところが、サッカーWカップが開催された2006年には心筋梗塞の件数が高くなる日が数日あります。この日が見事にドイツチームの試合の日と一致しています。

もうちょっと詳しく見ていくとさらに面白いことが分かります。サッカーWカップのことをよく知らない読者のために、少し予備知識を説明します。サッカーWカップは4か国総当たりの予選リーグがあります。すなわち1チームが3試合戦うことになります。この予選リーグで、4か国の中で1位か2位になると決勝トーナメントに進むことができます。決勝トーナメントには16か国が進み、決勝トーナメント1回戦、準々決勝、準決勝、決勝あるいは3位決定戦を戦うことになります。

この予選リーグで、ドイツチームが行う3試合の日に、心筋梗塞の件数が増えます。1試合目、2試合目はかなり高いのですが、3試合目はそれほど高くありません。実はこの大会では2試合目までにドイツチームは2位以上を確定しており、決勝トーナメントに進むことが決まっていたので、予選リーグ3試合目をミュンヘンの人は平静な気持ちで見ることができたのでしょう。

決勝トーナメントに入っても1回戦はそれほど心筋梗塞の件数が多くありません。対戦相手がスウェーデンでそれほど強い相手ではなかったので、みんな楽勝と思っていたのかもしれません。次の準々決勝はアルゼンチン戦です。2006年のドイツWカップ

ドイツWカップと心筋梗塞の発症

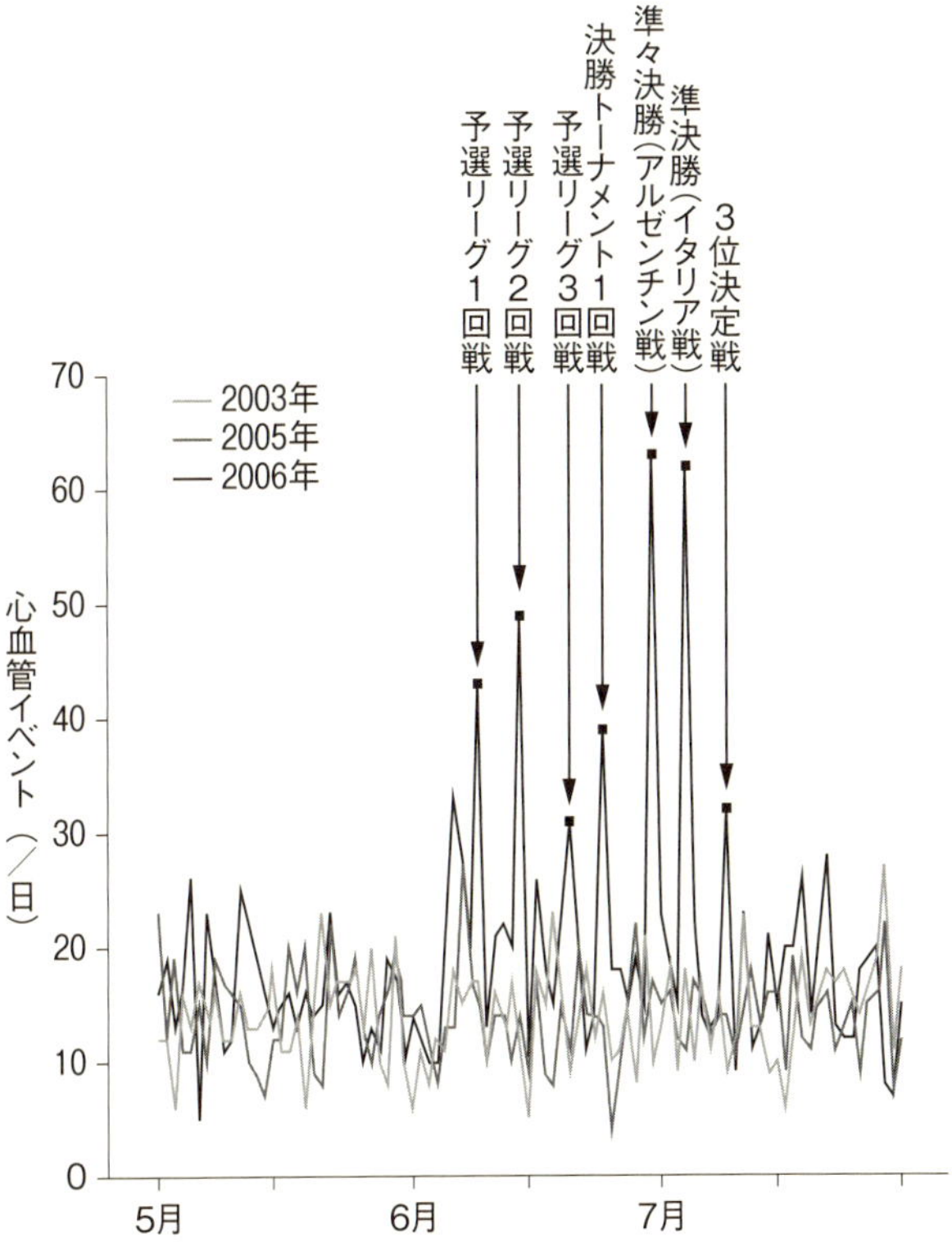

Wilbert-Lampen U. et al. Cardiovascular events during world cup soccer. N. Engl. J. Med. 2008;358:475-483.

は、あのリオネル・メッシ選手がＷカップデビューした大会です。強豪アルゼンチン相手の試合で心筋梗塞の件数は突然跳ね上がっています。

ドイツチームはこれに無事勝って準決勝に進んでいます。対戦相手は同大会で優勝したイタリアで、またまた心筋梗塞の件数は跳ね上がっています。残念ながらドイツは負けて3位決定戦に回っていますが、3位決定戦の日は心筋梗塞の件数は途端に低くなっています。自国大会で優勝を狙っていたドイツとしては、3位でも4位でも、どっちでもいいといった心境だったのでしょうか？　このように、サッカーＷカップ観戦などの興奮は心筋梗塞の原因となります。しかし、試合の有無だけでなく試合相手の強さによって心筋梗塞のリスクはこんなにもきれいな相関を示すのですね。

心筋梗塞には、精神的なストレス・興奮が良くないことは間違いないようです。前記した、ＰＫ戦になると控室に帰ってしまうオシム監督は、実は狭心症を患っており、薬を飲んでいたそうです。控室に帰ってしまうのは、心筋梗塞にならないためにオシム監督得意の計算しつくされた、あるいは本能からくる自衛反応だったのかもしれません。

第7章　おじいちゃんがいつも携帯しているニトロってどんな薬?

ニトログリセリンは狭心症の特効薬

おじいちゃんやお父さんが「心臓が悪いのでニトロをいつも持ち歩いている」なんて聞いたことがある人もいるのではないでしょうか?

ニトロは一般名ニトログリセリンと呼ばれる薬で、皆さんが目にする商品名としてはニトログリセリン、ニトロペンなどがあります。ニトログリセリンは、ノーベル賞の創始者アルフレッド・ノーベル博士が、これからダイナマイトを作ったことで有名です。ニトログリセリンは、ダイナマイトの原料であるものを薬に流用したもので、狭心症と呼ばれる病気の発作時の特効薬です。その狭心症とは、どんな病気でしょう?

心臓は全身に血液、すなわち酸素を送る臓器ですが、心臓自身にも血液、すなわち酸素を送る必要があります。心臓に血液を送る動脈を「冠動脈」あるいは「冠状動脈」といいます。冠動脈が動脈硬化などで狭くなると、心臓に十分酸素を送れないので心臓が酸素不足となり痛みを感じます。

僕は子供のころ手の指に輪ゴムを巻いて遊んでいるうちに眠ってしまったことがあります。しばらくすると手の激痛で目が覚めました。輪ゴムを巻いた指が紫色になっていました。慌てて輪ゴムを外すと、血の色がさっと元に戻り、痛みもあっという間になくなりました。あそこで目が覚めなかったら指が腐っていたはず、と考えるとぞっとします。なんて馬鹿なことをする子供だったんだろうと自分でもあきれるのですが、そのエピソードを50年たった今では、患者さんに狭心症と心筋梗塞を説明するのに使っているので、無駄ではなかったのかもしれません。

心臓の一部に血液が行かなくなると、その部分の心臓が紫色になり痛みを発生するのですが、血液の流れが回復すると、心臓ももとの色に戻って痛みもなくなります。これを狭心症といいます。心臓の一部に血液が行かないことが長く続くと、心臓の筋肉の一部が腐ってしまいます。これを「心筋梗塞」といいます。

狭心症の胸痛発作は通常階段や坂道を上る、重いものを持つ、入浴するなどの活動によって生じ、これらの活動をやめると治まる、一過性の発作です。狭心症は、僕が子供のころに指の痛みで目覚めて指を落とさずに済んだように、心筋梗塞に至らないように「もうこれ以上動いてはいけませんよ」と心臓が自らに知らせてくれる警告なのかもしれません。

ところで、ニトログリセリンは冠動脈が十分に血液を心臓に送れなくなった時、冠動脈を広げることで狭心症を治療する薬です。舌の下に入れて口の中で溶かすように指示されると思います（このため「舌下錠」といわれます）。

狭心症では心筋梗塞に至らないように、素早く効いてもらう必要があります。ニトログリセリンに関しては、舌の下から吸収するのが最も早く効果を発揮するので、舌下投与します。他の薬ではそうではないので、早く効いてほしいからといって、痛み止めを舌下投与するなんてことはしないでくださいね。そもそもほとんどの薬は口内で溶けるように作られていないので、早く効かないどころか全く効かなくなるはずです。

しかし、ニトログリセリンが冠動脈だけ広げてくれるのであればよいのですが、そんな都合のよい薬ではありません。全身の血管を見境なく広げてしまいます。しかも急激に、そして強力に全身の血管を広げてしまうので、血圧が下がり、また頭の血管が広がると頭痛が起こる、などの副作用が起こります。

特に急激な血圧低下が問題です。ニトログリセリンを立ったまま服用すると、血圧低下によるめまいで転倒することもあります。狭心症は治まったけど、転倒して骨折して寝たきりになった、なんてことになったらたまりません。ニトログリセリンを服用する時は、必ず椅子に腰かけてから服用するようにしましょう。

さて、座って服用しないといけないニトログリセリンですが、これを服用したらどのくらい座っていないといけないのでしょうか？　どのくらい経ったら、立ちあがってもいいのでしょう？

ニトログリセリンは効果が5分くらいで最大となり、15分くらいでかなり弱くなります。15分以上経ったら立ち上がっても大丈夫でしょう。また、15分経っても効果が十分でないときにはもう1錠服用してください。前の薬の働きはもうほとんどなくなっているので、2錠飲んだからといって作用が強すぎるということにはならないでしょう。3錠までは試してもよいが、それでも効かない時は、狭心症から心筋梗塞に移行する可能性があるので、さらにもう1錠追加するのではなく、急いで病院に行くようにしてください。

ニトログリセリンと酒

ニトログリセリンは、面白いことにお酒が飲める人は効きやすくて、お酒が飲めない人は効きにくいことが知られています。どうしてそんな不思議なことがあるのでしょう？

この理由を知るために、ちょっとお酒が代謝される仕組みを説明しましょう。お酒を飲んだ時、お酒に含まれるアルコール（エチルアルコール）がアルコール脱水素酵素と呼ばれるタンパク質（酵素）によって代謝されて、中間代謝物のアルデヒドになります。さらに、このアルデヒドがアルデヒド脱水素酵素と呼ばれるタンパク質（酵素）によって酢酸へと代謝されます。この中間代謝物のアルデヒドが、悪酔いや二日酔いの原因であり、アルデヒドがアルデヒド脱水素酵素によって酢酸に代謝されると酔いからさめるのです。

第4章で遺伝子多型の話をしましたが、アルデヒド脱水素酵素遺伝子にも昔からよく知られた遺伝子多型があります。通常のタイプを*1（「スターワン」と呼びます）、遺伝子多型タイプを*2（スターツー）と呼びます。

多型の*2は正常のタイプの*1に比べて、アルデヒドを代謝する能力が1／16しかありません。遺伝子はペアを組んでいて2本ずつあるのでしたね。正常の人は2つの*1を持っていますが（これを「*1*1」と表します）、片方の遺伝子に多型を持つ人は*1*2、両方の遺伝子に多型を持つ人は*2*2となります。*2*2の人は、正常の*1*1の人に比べてアルデヒドを代謝する能力が1／16×1／16で1／256となります。悪酔いの原因のアルデヒドがなかなか代謝されないのです。

正常の人が1時間くらいで素面に戻れる量を飲んでも、*2*2の人は256時間、すなわち10日くらい素面に戻れないことになります。もちろんそこまで飲む前にとっくに酔いつぶれてしまうので、10日間酔っ払ったままなんてことはありえませんが……。

*1*1の人はいくら飲んでもへっちゃら、いわゆる「上戸」であり、*1*2の人はお酒を飲むとすぐ顔が赤くなり、*2*2の人は下戸ということになります。欧米人は99%が*1*1で、*2を持つ人はほとんどいません。欧米人には下戸はほとんどいないのです。日本人はというと、*1*1は40%しかいなくて、半分以上の人が遺伝子多型の*2を少なくとも1個持っています。欧米人に比べて日本人がお酒が弱いのはこんなところに原因があるのですね。

　お酒飲みとニトログリセリンの話に戻りましょう。薬には、飲んだ薬がそのまま効果を発揮する薬と、飲んだ薬が体の中で代謝されて初めて効果を発揮するものがあります。後者のタイプを「プロドラッグ」と呼びます。プロドラッグの「プロ」は「前の」を意味する接頭語です。「プロローグ」「プロポーズ」のプロと同じ使い方です。ドラッグは薬なので、プロドラッグは薬の前のものという意味で、代謝される前の作用を発揮しない状態の薬を意味します。

　ニトログリセリンもプロドラッグの1つで、体の中で代謝されて作用を発揮します。ニトログリセリンを代謝するタンパク質（酵素）が、面白いことに酒酔いの原因アルデヒドを代謝するアルデヒド脱水素酵素なのです。これは、ニトログリセリンとアルデヒドの構造が一部似ているためです。ニトログリセリンを代謝するスピードも、多型の*2は通常の*1に比べて1／16遅いのです。

　このため、*2*2の下戸の人はニトログリセリンを活性化する速度が正常の人の1／256なので、ニトログリセリンが効きにくいということになります。「じゃあ、自分はお酒が強いので狭心症になってもニトログリセリンが効いてくれるから、心置きなく飲めるぞ」なんていわないでください。お酒を飲むことによる弊害があります。特に脱水になりやすく、脱水になると血液がドロドロになって、脳梗塞や心筋梗塞が起こりやすくなります。お酒は飲めるけど、ほどほどにしか飲みませんというのが、一番好ましい生活習慣なのです。

第8章　歯や肩が痛いのも心臓病？

「放散痛」

患者さんで、ピンポイントに右手の人差し指で左の胸をさして「ここが痛いことがあるんだけど、心臓が原因ですか？」と聞かれることがあります。思わず「うっ」と答えに詰まる質問です。

なぜなら、これだけでは何とも言えなくて、この段階では「心臓が原因のことも、心臓以外が原因のこともあります」という、患者さんが到底満足しないであろう返事しか、して差し上げることができないからです。その一方で、心臓から離れたところが痛くて別の科にかかり、心臓が原因であったことはずっと後になってから分かったなんてこともあります。

このように原因の臓器から離れたところに感じる痛みを「放散痛」といいます。発見が遅れることから、心筋梗塞で怖いのは実はこの放散痛なのです。放散痛は体中どこにでも起こるものなのでしょうか？　心筋梗塞を疑うヒントは何もないのでしょうか？　心臓の放散痛として特に多いのは次の3か所です。

①歯・顎
②左肩（なぜか右肩はありません）
③みぞおち

歯が痛いので歯医者さんにかかったり、左肩が痛くて筋肉痛だと思って湿布を張ったりして発見が遅れることもあります。また、みぞおちが痛くて消化器内科にかかり、胃カメラの検査を行ったなんてケースもまれに聞きます。

胃カメラの検査を受けたことがある人ならご存知かと思いますが、検査を始める前に前処置と称していくつかの薬を使います。

その中の1つに商品名がブスコパンと呼ばれて、胃の収縮を抑える薬があります。ブスコパンは心筋梗塞では使用が禁止されている薬です。みぞおちが痛いといってきた心筋梗塞の患者さんを、胃潰瘍の疑いとして胃カメラをやったなんて言うのは、笑い話にもなりません。この頻度の多い3つ以外にも、背中の痛みや頭痛が狭心症・心筋梗塞の放散痛として起こることが知られています。普通と違う頭痛が起きたら、お医者さんに相談しましょう。

女性になぜ放散痛が多いのか

心筋梗塞で放散痛はどのような人に多いのでしょうか？

医学生向けのテキストでは、心筋梗塞の痛みは「心臓をわしづかみにされたような痛み」「左胸をゾウに踏みつけられたような痛み」などと表現されています。心臓をわしづかみされた経験がある人もいないでしょうし、ましてや左胸をゾウに踏みつけられた人がいるとは思えないので、どうしてこのような表現を使うのか不思議です。しかし、いいたいのは「左胸の尋常じゃない痛み」であるという雰囲気はヒシヒシと伝わってきます。

男の人の心筋梗塞は、テキストに書かれているような典型的な左胸の尋常じゃない痛みで発症することが一般的です。

これに対して、女性は放散痛で発症する人が一定割合います。これは第21章で説明しますが、医学では病気の特徴や薬の作用・安全性などが男性によって調べられ、これが教科書などに載っていることが原因です。「女性蔑視だ」「男尊女卑だ」と憤慨される女性の方もいらっしゃるでしょう。

言い訳すると、女性に対して症状などを根ほり葉ほり聞くのは失礼、まだ安全性が分かっていない薬の作用を女性で調べるのは危険という、どちらかというと女性を大切にしたために逆説的に起こってしまった問題なのです。この問題点を修正しようとして女性と男性の症状や薬の作用を区別して考える「性差医療」と呼ばれる医療も現在展開されつつあります。

それではどうして女性は、このように典型的な狭心症の症状が出ないのでしょう?

狭心症や心筋梗塞を疑った場合、最も詳しい検査と考えられているのが、足の付け根や手の血管から、カテーテルと呼ぶ細く長い管を心臓まで入れて、レントゲンに映る造影剤と呼ばれる薬を冠動脈に入れて冠動脈の様子を調べる検査です。これを、「冠動脈造影」と呼びます。この検査によって、狭心症や心筋梗塞の患者さんでも、女性と男性

男性と女性の冠動脈狭窄の違い

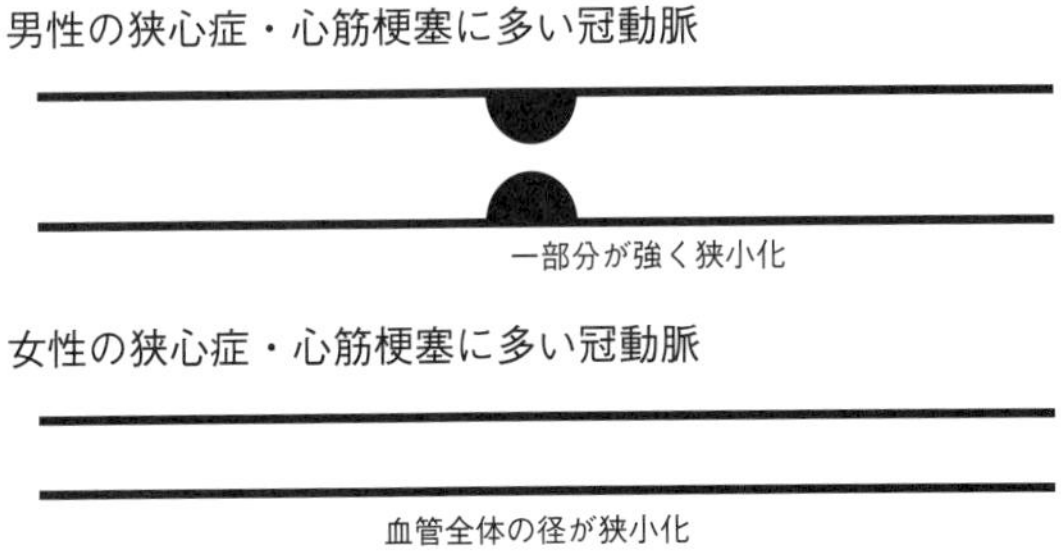

では、心臓に血液を送る冠動脈が狭くなる様子が異なることが分かりました。

男性では、冠動脈の一部に動脈硬化ができ極端に狭くなっています（図）。

女性の場合は一か所が狭くなるのではなく、全体が軽度に狭くなっていることが良くあります。また、男性ではこのような病変が比較的太い血管に起こりますが、女性では直径が０・１㎜以下の細い血管に起こることが一般的です。これを「微小血管狭心症」と呼んでいます。理由は明らかではないのですが、この冠動脈の病変の違いが女性で放散痛が多いことに関係すると考えられています。

冠動脈造影では直径０・２㎜以上の血管を見ることができます。女性によく見られる直径０・１㎜以下の病変は、この検査では見ることができません。

女性で、胸の痛みがテキストに書かれている典型的な痛みと違い、最も詳しい検査の冠動脈造影をしても病変が見つからないので、以前はこのような病態を「シンドロームX」あるいは「心臓神経症」と呼んでおり、ノイローゼやパニック障害などと同じように精神的なもので、冠動脈の狭窄による狭心症ではないと考えられていました。

今考えると、ひどい誤解ですよね。近年は、さすがにまだ細すぎて造影はできないのですが冠動脈造影中に冠動脈内の血液の流れる速度などを測る細かい検査法が開発され、微小血管狭心症であることを客観的に診断することができるようになってきています。

女性の狭心症の特効薬

狭心症の特効薬は、ニトログリセリンと呼ばれる舌下する薬であることは、第7章で説明しました。女性に多い微小血管狭心症でもニトログリセリンが特効薬なのでしょうか？

実は、ニトログリセリンは比較的太い血管でしか効果を示しません。大体冠動脈造影で見ることのできる直径0・2㎜以上の血管でしか有効でないとされています。すなわち、微小血管狭心症ではニトログリセリンはあまり効かないのです。以前は、狭心症の特効薬のニトログリセリンも効かないことは、女性の胸痛は本物の狭心症じゃなくて、心臓神経症だろうという疑いをさらに強める材料に使われていました。

近年では、微小血管狭心症では商品名がヘルベッサー、ヘルベッサーRと呼ばれるカルシウム拮抗薬の一種が特効薬であることが明らかになってきました。

このように、性差医療の考えが浸透すると、男性と女性で同じ疾患でも異なる薬で治療する機会が増えてくるでしょう。その代表的病気が心筋梗塞・狭心症で、男性に起こるものと女性に起こるものは、症状などの性質、治療薬は違うものとして考えていく必要があるのです。

病気は繰り返すことで軽く済む

ところで、女性に都合の悪いことばかりでもありません。女性は、狭心症や心筋梗塞などが少ないことがよく知られています。これは、女性ホルモンが動脈硬化を予防する作用をもつからです。

したがって、閉経を迎えると女性でも狭心症や心筋梗塞が増えてきます。閉経後の女性に起こる心筋梗塞は、急激に動脈硬化が進行することに原因があります。閉経後の女性は、狭心症を経ないで、一気に心筋梗塞を発症するケースが多いようです。狭心症を経ないで起こる心筋梗塞は、重症であることが知られています。これは、何も女性に限ったことではありません。

心筋梗塞を起こした人を、心筋梗塞を起こす前に狭心症があったか、初めての胸痛発作で心筋梗塞になったかで分けると、もともと狭心症があった人の方が重症ではと思いがちですが、実は初めての発作で心筋梗塞になった人の方が重症です。

狭心症を繰り返して起こしていると、心臓がこれに対抗するような手段を講じるので、ひとたび心筋梗塞が起こっても軽く済むのです。このように、病的刺激でも軽度のもの、短時間のものは生体にとってかえって良い影響を及ぼすようです。

これは、免疫系の病気ではよく知られたことです。例えば、ワクチン療法です。ワクチン療法は、イギリスのお医者さんエドワード・ジェンナーにより天然痘に対して開発されました。

牛には、牛痘といって人の天然痘によく似た病気で、ずっと軽症で済むものがあります。ジェンナーは、「牛の乳しぼりなどで牛と接することで自然に牛痘にかかった人は、天然痘にかからない」というイギリスの農民の言い伝えに興味を持ち、牛痘を摂取する天然痘ワクチンを開発しました。アレルギーに対しても脱感作療法というのがあって、少量のアレルゲンに定期的に暴露させると、アレルギーが起こらなくなります。

免疫系では、弱い刺激に暴露させると、抗体と呼ばれるウイルスやアレルゲンなどの病的な刺激物にくっついてこれを働かなくするタンパク質ができるので、弱い病気になる刺激が生体にとって保護的に働きます。

このような現象は、抗体の関与する免疫系だけではないようです。心筋梗塞もそうですが、脳梗塞でも似た現象が知られています。

一過的に脳梗塞に類似した症状が起こり短時間（24時間以内）に元に戻る状態を、「一過性脳虚血発作」と呼びます。これは脳梗塞の予兆とされています。一過性脳虚血発作は、治療をしないと3か月以内に15～20％の人が脳梗塞を起こします。さらに、その半数が48時間以内に起こります。そこで、一過性脳虚血発作が起こると血液をサラサラにする薬などで脳梗塞の予防をしなくてはいけません。

ところが脳梗塞を起こした人で、この一過性脳虚血発作が前にあった人となかった人を比べると、一過性脳虚血発作があった人の方が、脳梗塞が軽症で済んでいます。このように、病的な刺激が一過性、あるいは少量である場合は、生体にとってはかえって有利に働くようです。

温室育ちは虚弱で、野生児は頑強、というのも温室育ちは一過性で少量の病的な刺激にさらされていないからなのかもしれません。

第9章　血液型と心筋梗塞のなりやすさが関係するってホント？

○○家系、××家系

以前、血液型性格診断なるものが流行ったことがあります（今でもでしょうか？）。血液型と性格の間に関係があるというものです。医局でそのような話をしていたら、臨床実習で回ってきていた医学部生から「医者がそんな話をするなんて幻滅！」といわれたことがあります。

ところが最近、血液型と性格の関係が科学的に証明された、という論文が発表されています。ある少ない経験や観察が、都市伝説的に人から人へと伝わっていったこともあるのでしょうが、このように直感的にそうだと感じている人が、一部でなく多くの人の場合、これには後からきちんとした科学的根拠が見つかるものです。

ところで最近、血液型は性格だけじゃなくて心筋梗塞のなりやすさにも関係があるといわれることがありますが、本当でしょうか？

一般の病気と遺伝子

第4章で説明したように、人のゲノムは30億のATGCの暗号でできています。それがすべての人で同じではなくて、一部の人だけがもつ、異なるATGCの暗号を遺伝子多型というのでしたね。人類全体では約3000万個の遺伝子多型が見つかっており、1人1人では約300万個の遺伝子多型を持っています。

これらが病気になりやすさ、薬の効きやすさ、副作用の出やすさなどを決めているのですが、遺伝病の場合は、「変異」とよばれる稀な遺伝子多型が、都合の悪い遺伝子のさらに都合の悪い場所に入ることで、稀で重篤な病気である遺伝病心筋症や心臓病以外では筋ジストロフィー症が起こります。遺伝病は、通常は1つの遺伝子の変異によって起こり、この変異を持っていればほぼ100%遺伝病になり、持っていなければほぼ100%遺伝病になりません。

これに対して、高血圧、糖尿病、脳卒中などの一般的な病気では、事情が大きく異なります。このようなよくある病気の人には、病気でない人に比べ、特定の遺伝子多型が高い頻度で見つかります。ただし、この遺伝子多型を持っていればほぼ１００％この病気になるというものではなく、持っていない人より１・１～１・５倍程度この病気になりやすいという程度です。

心臓病で考えると、心不全で亡くなる人が７人に１人だったので、この遺伝子多型を持っているとせいぜい５人に１人が心不全で亡くなるという程度です。

２００５年ころから、いろいろな病気に関係する遺伝子多型を調べる研究が盛んにおこなわれています。すでに５００近い疾患で、病気になりやすい遺伝子多型が見つかっています。高血圧、糖尿病、脳卒中でも、多くの遺伝子多型がこれらの病気のなりやすさと関係していることが分かっています。

１つの病気であっても遺伝子リスクが数多く存在し、例えば、糖尿病ではすでに２００近くの糖尿病発症にかかわる遺伝子リスクが見つかっています。１つ１つの遺伝子多型では１・１～１・５倍程度ですが、これらが複数集まると一般の人に比べて10倍程度その病気にかかりやすくなります。

このような遺伝子多型は親から子供に引き継がれるので、その家系の人は、他の家系の人に比べて、特定の病気に10倍くらいかかりやすいことになります。法事などで親族が集まると「うちは糖尿病家系なの」「うちは高血圧家系よ」なんていう会話が交わされるのは、ある意味自然なことなのです。

心筋梗塞の遺伝的リスク

心筋梗塞は欧米では死亡原因の上位に来る疾患なので、当然このような遺伝的リスクを調べる研究は数多く行われています。２０１７年時点では１００近くの遺伝子変異が関係することが分かっています。

その中で関連の強さがトップ10に入る遺伝子にＡＢＯという遺伝子があります。僕がこの論文を初めて見たとき、「ＡＢＯってまさか血液型のＡＢＯってことはないよね」と思いながら論文を読み進めました。すると、まさに血液型ＡＢＯを決める遺伝子のことだったのです！　ＡＢＯ遺伝子多型を持つ人は、持たない人に比べて１・１〜１・３倍心筋梗塞の頻度が高いというデータでした。

それではＡＢＯ遺伝子ではなくて、実際の血液型ＡＢＯは心筋梗塞の起こりやすさと関係があるのでしょうか？　最近は、インターネットの発達でこのような情報を簡単に調べることができます。「血液型ＡＢＯ」と「心筋梗塞」という2つのキーワードで検索をかけてみると、すでに血液型ＡＢＯと心筋梗塞のなりやすさには関係が報告されています。Ｏ型の人に比べてＯ型以外の人、すなわちＡ型、Ｂ型、ＡＢ型の人はやっぱり１・１〜１・３倍くらい心筋梗塞になりやすいのです。

血栓が関係する疾患は、何も心筋梗塞だけではありません。もう１つの代表が脳梗塞です。それでは、脳梗塞のかかりやすさもＡＢＯ遺伝子や血液型ＡＢＯが関係するのでしょうか？　こちらも、脳梗塞患者でＡＢＯ遺伝子の多型が多いことが示されています。

では脳梗塞と実際の血液型ＡＢＯとの間にも関係があるのかということで、ここでもインターネットで「脳梗塞」「血液型ＡＢＯ」というキーワードで検索をかけると、これもすでに１９７６年に論文が発表されています。脳梗塞患者と健常者で血液型を調べると、脳梗塞患者でＡ型、ＡＢ型が多く、Ｏ型、Ｂ型が少ないという結果になっています。このように心筋梗塞や脳梗塞などの血栓によっておこる病気の起こりやすさは、血液型ＡＢＯと関係があり、Ｏ型の人ではこの発症頻度が低いようです。

読者の方には「俺はＡ型だからいつか心筋梗塞か脳梗塞で死ぬんだ」と思った方もい

るのではないでしょうか？

実はそんなに悲観的にならなくても大丈夫です。前記したように、心筋梗塞に関係する遺伝子変異はすでに１００近くも見つかっています。ＡＢＯ遺伝子はそのたった1つ、すなわち遺伝的リスクのたった1％に過ぎないのです。さらに、心筋梗塞との関係の深さがトップ10に入る遺伝子変異とはいっても、せいぜい１・１〜１・３倍くらい心筋梗塞にかかりやすいにすぎません。

このような一般的な病気は必ず遺伝的リスクに加えて、喫煙・飲酒・肥満などの「生活習慣リスク」が合わさって病気になるか否かが決まってきます。もし、遺伝的リスクが高い場合は、生活習慣リスクを減らすことで病気になるリスクを減らすことができます。糖尿病の遺伝的リスクが高い人は、糖尿病に関係する生活習慣、例えば食事を少なめ、運動を定期的にする、脳卒中の遺伝的リスクの高い人は脳卒中に関係する生活習慣、例えばストレスを減らす、脱水に気をつける、心筋梗塞の遺伝的リスクが高い人は禁煙する、などを特に気をつける必要があります。

体に悪いことはすべてやめてください、といわれると「そんな仙人みたいな人生を送ってられるか。そんなことするくらいなら、太く短く生きたほうがましだ」という人が多いかもしれませんが「この生活習慣だけは守ってくださいね、それ以外は、ほどほどでもいいですから」といわれると、それならグータラな自分にもできるかな、と思うのではないでしょうか？　このように、個人個人の遺伝的リスクに合わせて、特定の生活習慣に気をつけたり、その予防をすることを、「オーダーメイド医療」とか、前アメリカ大統領のバラク・オバマ氏が在任中に述べた「Precision Medicine（日本語では精密医療といいます）」ということは先に述べましたが、これからは、オーダーメイド医療、Precision Medicine の時代がきっと訪れるでしょう。

第10章　食事に気をつけているのにコレステロールが高いのはなぜ？

優等生の高コレステロール

「食事や生活習慣にものすごく気をつけているのに、コレステロールが高いのはどうして？」という質問を、会社の健診で高脂血症を指摘され、紹介されてきた患者さんから受けたことがあります。

父母や兄弟姉妹などがコレステロールが高い人は総じて、自分はそうなりたくはないと、食事は野菜中心、肉よりは魚を好み、塩分は控えめ、お酒・たばこはもちろんやらず、週3～4回はスポーツジムに通うなど、とても僕には真似のできないような模範的な生活習慣を励行される傾向にあります。それでもコレステロール値が高くてショックを受け、このような質問をされたのでしょう。

似たようなことを、僕はアメリカ留学時代にも経験しました。僕はアメリカのマイアミ大学の循環器内科に留学したのですが、ある日心臓外科の教授が心筋梗塞を起こし、大学病院に入院しました。僕のボスの循環器内科の教授が「Tetsushi, let's go to cheer him up!（哲史、彼を元気づけにいこう！）」というので一緒に病室にお見舞いに行きました。病室に足を一歩踏み入れた時に、心臓外科の教授が悲しそうな眼をしていった一言が、今でも忘れられません。それは、

「Why me?（どうして私が？）」でした。

その教授のご両親もコレステロールが高く、お二人とも心筋梗塞にかかったことから、心臓外科医を目指されたのだそうです。

心臓外科の教授となったからには、立場上自分が心筋梗塞にかかるわけにはいかないと思ったのでしょうか。食事はベジタリアン、お酒・たばこはもちろんやらず、循環器内科の教授と週3回はテニスをするといった徹底ぶりだったのです。

「こんなに頑張ったのにどうしてコレステロールが高くなるの？　どうして心筋梗塞が起こるのが自分なの？」というわけです。なぜこんなにも生活習慣に気をつけている人のコレステロールが高くなるような不条理が起こるのでしょう？

長寿の島

この疑問に対する答えが、地中海イタリア領のサルディーニャ島と呼ばれる島で行われた研究から明らかになっています。サルディーニャ島は、地中海でシチリア島に次いで2番目に大きな島です。気候が良く住みやすいので、代々サルディーニャ島に住みついている島民が多くいます。観光案内などを見ると、海が楽園のようにきれいで、本当に一度住んだら離れたくなくなるような島です。また、食事もとても健康的であり、長寿の島としても有名で100歳以上の島民が大勢います。

ちなみに世界で最も心臓病に良いといわれる食事は何か知っていますか？ 2006年、アメリカで行われた国際学会で様々な国の研究者が円卓を囲んでランチを食べたことがあります。10数人いたと思うのですが、日本人は僕だけでした。誰かが、「世界で一番心臓病に良い食事は何だと思う？」という質問を投げかけました。その場で唯一の日本人で愛国心の塊となっていた僕は「No doubt, Japanese food!（もちろん和食だよ！）」と力強く主張しました。同調してくれる人も何人かいましたが、中華料理やイタリア料理など他の料理を挙げた人もいて、結局その場では答えは出ませんでした。

その後の研究で、心臓病に最もよい食事は「地中海料理」だという答えが出ました。

先のランチでの質問では、イタリア料理を挙げた人が最も正解に近かったようです。その理由は、魚介類・野菜を多く使うこともあるのですが、特にオリーブオイルとナッツにあるようです。このようにサルディーニャ島の食事も世界で最も心臓病によい食事なのです。余談ですが、最近では地中海食は認知症にも良いことが示されています。

ところで、どうしてイタリア領の中でも、地中海で一番大きな島、シチリア島は長寿の島とはならなかったのでしょう？

シチリア島も気候は温暖で、食事も健康的なはずです。僕の勝手な推測では、シチリア島はゴッドファーザーで有名になったイタリアンマフィアの発祥の地で、必ずしも住みやすくなかったためではないかと考えています。

人の移動が少なく、長寿の島であるサルディーニャ島では、遺伝的リスクが色濃く蓄積しています。いろいろな地方から人が集まってくるところでは、様々なゲノムが混ざり合うので多様なゲノムができます。例えば、人種のるつぼといわれるニューヨークなどは多様なゲノムを持った人がいるので、遺伝的な要素が強くありません。一方、サルディーニャ島のように人の移動の少ないところでは、ゲノムの多様性は少なく、人の持つ性格、体格などの性質に遺伝子の影響が色濃く反映されます。

そこで、サルディーニャ島民を対象に、100種類以上の人の様々な性質の遺伝性の強さを調べるという研究が行われました。ミシュランのように星の数で遺伝性の強さを表しており、最も遺伝性の強い因子が四つ星となっています。身長、体重などは予想通り四つ星となっています。ご両親が背の高い子供は背が高く、ご両親が太った子供は太った子供になりやすいのです。

皆さんが健康診断や病院を受診したときに、ALTや血糖、赤血球数など血液検査で調べる一般的な項目の遺伝性も調べられています。その中で四つ星が2つありました。その1つがLDLコレステロールです。第11章で説明しますが、コレステロールには悪玉コレステロールと善玉コレステロールがあり、LDLコレステロールは悪玉コレステロールと呼ばれるものです。これが高いと心筋梗塞や脳梗塞になりやすいことが知られています。

病気の原因には遺伝的要因と生活習慣要因があり、疾患によりこの貢献度が違っていますが、検査値にも同じようなことがいえます。遺伝的要因と生活習慣要因の両者が関係し、検査値によってそれぞれの寄与する割合が異なっています。生活習慣要因の寄与が強い検査値は、生活習慣などの影響を受けやすく、遺伝的要因の寄与が強い検査値は、生活習慣では改善しにくいのです。

ＬＤＬコレステロールはいかにも肉を食べない、運動をする、などの生活習慣によって改善されやすい印象がもたれていますが、実は思いのほか遺伝性が強く、「臓器の時間―進み方が寿命を決める」（伊藤裕／祥伝社新書）によるとＬＤＬコレステロールは生活習慣により最も影響を受けにくい検査値の1つとされています。

卵と心筋梗塞

ＬＤＬコレステロールが食事から摂取するコレステロールによりあまり影響されないことを、通称「卵の研究」と呼ばれる有名な研究から見てみましょう。

以前、「卵はコレステロールの値をあげるので毎日食べてはダメ」と言われていた時期がありました。

そこでHarvard Egg Study（日本語に訳すとさしずめ「ハーバード卵研究」？）と呼ばれる有名な研究が、ハーバード大学を中心に行われました。卵を食べる量を、1個以下／週、1個／週、2～4個／週、5～6個／週、7個以上／週、の5つのグループに分けて心筋梗塞の発症頻度を調べています。卵を食べる個数が最も多い7個以上／週が、

「毎日卵を少なくとも1個は食べる」というグループに相当します。

結果は、卵を食べる量と心筋梗塞の間に関連性は見られませんでした。

この研究から、少なくとも1日1個までであれば卵の摂取は、心筋梗塞のリスクにはならないと考えられるようになりました。

「1日卵2個だったらどうなの？」という問いに対する調査も行われて、1日卵2個でも問題がないという結論が出ました。

2016年には、卵に限らず、食事から摂取するコレステロールと血液中のLDLコレステロールの値には関係がないことも発表されています。こんなデータからも、LDLコレステロールは生活習慣によってそれほど変化しないことがうかがえます。

ただし、これらはすべて健康な人で行われた研究ですので、心筋梗塞にかかったことがある人や狭心症がある人は、動物性脂肪などの食事はある程度控えることが、現時点では望ましいと思われます。


LDLコレステロールは生活習慣の影響を最も受けにくい検査値の1つであるならば、ご両親がLDLコレステロールが高い人は生活習慣に気をつけても無駄なのでしょうか？　そうとも言えません。

ある日の外来でＬＤＬコレステロール値がかなり高いご婦人が来られて、僕は生活習慣改善の指示をだして半年後に再検査しましょう、ということでお帰りいただきました。半年後に検査をしても、ＬＤＬコレステロールはわずかに下がっただけで、正常値よりはるかに高値でした。そこで、ＬＤＬコレステロールを下げるスタチンと呼ばれる薬（第21章で説明します）の服用を薦めたのですが「生活習慣をもっと頑張るから、もう少しだけ薬を出さないでください」とお願いされて「あまり期待できませんよ」とつい発言して、また半年後に再検査することにしました。今考えると、医者としては大変失礼な発言だったと猛省しています。

ところが、半年後に再検査に来たら、なんとＬＤＬコレステロール値は大幅に下がっているではありませんか。患者さんからはずいぶんと自慢され、またずいぶんと嫌味も言われました。問題発言をしたわけですから、自業自得で、謹んで甘受しました。

第9章で病気が発生するには遺伝的要因と生活習慣要因があり、両者の貢献の割合は病気によってさまざまだと説明しましたが、ＬＤＬコレステロールのような人の特性にも遺伝的要因と生活習慣要因の両者が関与しており、その貢献度は特性によって様々です。

ＬＤＬコレステロールのように遺伝的要因の強い性質でも、生活習慣要因は一定の割合で関与しており、生活習慣に気をつけることにより一定程度は改善が見込まれるのです。ＬＤＬコレステロールが高いからといって安易に薬に頼るのではなく、まずは食事や運動などの生活習慣の改善を図ることは基本中の基本です。

第11章　「ＬＤＬコレステロール＝悪玉」ってホント？

ＬＤＬコレステロール、ＨＤＬコレステロール

皆さん、コレステロールで「悪玉コレステロール」「善玉コレステロール」という言葉を聞いたことがあると思います。熱心な読者の方は、「ＬＤＬコレステロール＝悪玉コレステロール」「ＨＤＬコレステロール＝善玉コレステロール」ということもよくご存知のことでしょう。

最初に「ＬＤＬコレステロール、ＨＤＬコレステロールは何？」という疑問から説明します。コレステロールは油です。油を広辞苑で引くと、「水にまじらない油状の液体の総称。水に不溶」と載っています（油の説明で「油状の」とあるのはいかがなものかと思うのですが……）。

一方、血液は赤血球、白血球などもありますが、圧倒的に多い成分は水で、血液の約

90%が水からできています。油の一種のコレステロールは、水からなる血液に溶けることはできないはずです。コレステロールは主に肝臓で作られるのですが、いろいろな臓器の細胞の骨組みやステロイドホルモンなどを作るときの材料となるので様々な臓器に血液を介して運ばれなくてはなりません。ではどうやって水からできている血液に溶けることができないコレステロールを、様々な臓器に運ぶことができるのでしょう？　油滴となって溶けないまま血液中をぷかぷか浮きながら運ばれるのでしょうか？

実は水に溶けることのできるタンパク質を隠れ蓑にして血液中を運ばれるのです。すなわち、油のコレステロールは中心に集まって、血液と接する周囲は水に溶けることができるタンパク質で覆われて運ばれるのです。コレステロールに限らず脂肪（一般的に中性脂肪「トリグリセリド」と呼ばれます）もこの隠れ蓑作戦をとっています。いずれも「アポタンパク質」と呼ばれるタンパク質により周囲を覆われて、血液中に溶けて運搬されます。

アポタンパク質には6種類あり、どのアポタンパク質と結合するのかによって、コレステロールの種類が変わってきます。その1つがLDLコレステロール、もう1つがHDLコレステロールです。中性脂肪も油の一種でやはり血液に溶けないので、アポタンパク質と結合して血液中を運ばれます。

これらの皆さんがなじみの深い3つの血液検査、ＬＤＬコレステロール、ＨＤＬコレステロール、中性脂肪、と心筋梗塞発症の頻度の関係を、30万人をこえる患者さんで調べた大々的な研究があります。その結果、ＬＤＬコレステロールが高くなると心筋梗塞発症が増え、ＨＤＬが高くなると心筋梗塞発症は減り、中性脂肪の高低は心筋梗塞発症と無関係という結果になりました。これが、ＬＤＬコレステロールは悪玉コレステロール、ＨＤＬコレステロールは善玉コレステロールと呼ばれるようになったいきさつです。

ただしこれは欧米人で行われた検査です。日本人で調査すると、「ＬＤＬコレステロール＝悪玉コレステロール」「ＨＤＬコレステロール＝善玉コレステロール」は同じだったのですが、中性脂肪が高いと心筋梗塞の発症率も高くなるという結果になっています。この人種差の理由はわかりませんが、日本人ではＬＤＬコレステロールが低くても中性脂肪が高いと、安心してはいけないようです。

動脈硬化の原因

コレステロールは細胞にとって必要な成分であり、その大部分が肝臓で作られて全身の組織に運ばれ、有用に活用されます。ただし、全身に運ばれるコレステロールが過剰となり必要な量を超えると、血管の壁に取り込まれて動脈硬化の原因となります。逆に、全身の組織で要らなくなったり、余ったりしたコレステロールは肝臓に戻されて胆汁として腸に排泄され、最終的に便となって体の外に出ます。血管の壁に入り込んだコレステロールも、一部はこのようにして肝臓に戻され体の外に排泄されます。

この肝臓と全身の組織の間をコレステロールを運搬するのに、行きのルート（肝臓↓全身の組織）と帰りのルート（全身の組織↓肝臓）では異なったコレステロールの形をして運ばれます。肝臓から全身の組織にコレステロールを運ぶ「行きのルート」ではLDLコレステロールの形をしています。これが過剰になるとその一部が血管に取り込まれて動脈硬化の原因となるので、LDLコレステロールは悪玉コレステロールと呼ばれるのです。

一方、全身の組織から肝臓にコレステロールを運ぶ「帰りのルート」ではHDLコレステロールの形をしています。動脈硬化の原因となる血管の壁のコレステロールを肝臓に持ち帰ってくれるので、動脈硬化が起こりにくくなることから善玉コレステロールと呼ばれます。

コレステロールが低いとがんになる？

悪玉コレステロール、ＬＤＬコレステロールが高いときはこれを薬で下げるのが一般的です。これには「スタチン」と呼ばれる薬が特効薬として知られています。スタチンについては、第21章で詳しく説明します。

ところで、「肝臓で作られたコレステロールはＬＤＬコレステロールの形で全身の組織に運搬されてそのほとんどが有効活用される」のですから、これを下げすぎても大丈夫なのでしょうか？　実際、最近コレステロールが低いとがんになるという話がマスメディアでしばしば取り上げられています（ＬＤＬコレステロールではなく総コレステロールであることには注意しましょう）。そのため、「コレステロールを下げる薬は飲みたくない」という患者さんがとみに増えています。「コレステロールが低いとがんになる」、すなわち「低コレステロールががんの原因となる」というのはホントなのでしょうか？

１９８０年頃から、コレステロールと死亡率・がん発生率の関係を調べた臨床研究が複数行われています。その結果、いずれの研究でも、コレステロールが高い方が、死亡率、がん発生率は低く、コレステロールが低い方が死亡率、がん発生率は高くなっています。
ただ、がんの中には、がんになった結果としてコレステロール値が下がるものがあります。例えば、コレステロールは肝臓で作られるので、肝臓がんになるとこれが原因でコレステロールが低下します。したがって、これだけではコレステロールが低いとがんになる、すなわち低コレステロールががんの原因になるとは決められません。しかし、これらの研究の結果からコレステロール値とがんの発症率や死亡率に何らかの関係があることは確かなようです。

コレステロール、下げるべきか、下げざるべきか?

それでは、「LDLコレステロール＝悪玉コレステロール」という考えが間違いだったのでしょうか?　しかし、30万人という大人数で調べた「LDLが高い人は心筋梗塞が多い」も、紛れもない事実です。この矛盾はどう考えたらいいのでしょうか?
まず第一に、こちらの研究はLDLコレステロールに限っているのに対して、がんが増えるという研究は総コレステロールで調べていることです。また、心筋梗塞が増えるというデータは冠動脈疾患患者を対象としており、死亡率・がん発生率は低いという研究は、一般人を対象としていることが重要な違いです。

すなわち、冠動脈リスクの高い人ではコレステロール、特にＬＤＬコレステロールは低い方がよいが、それ以外の一般の人ではコレステロールはむやみに下げないほうがよいということになります。

コレステロールには、全身の臓器で有効利用される良い面（ここでは「がんの発症の抑制」で代表させて考えます）と、血管壁に取り込まれて動脈硬化に寄与する悪い面（ここでは「心筋梗塞の発症」で代表させて考えます）とがあります。これらと血液中のコレステロールの値の関係を図にしました（122頁）。

がんの発症はコレステロールが上がると減るので、右肩下がりの直線、心筋梗塞の発症はコレステロールが上がると増えるので、右肩上がりの直線で示しています。これらがクロスオーバーするところ（灰色の棒）、すなわちがんと心筋梗塞の発症がどちらも極端に増えないあたりにコレステロールを維持することが望まれます（図上）。この範囲が人によって違うのでしょう。

例えば、心筋梗塞や脳梗塞などにかかったことがある、あるいはこれらの病気にかかるリスクが高いと思われる人では、右肩上がりの心筋梗塞発症の直線が左側にシフトし、

コレステロールとがん・心筋梗塞発症の関係

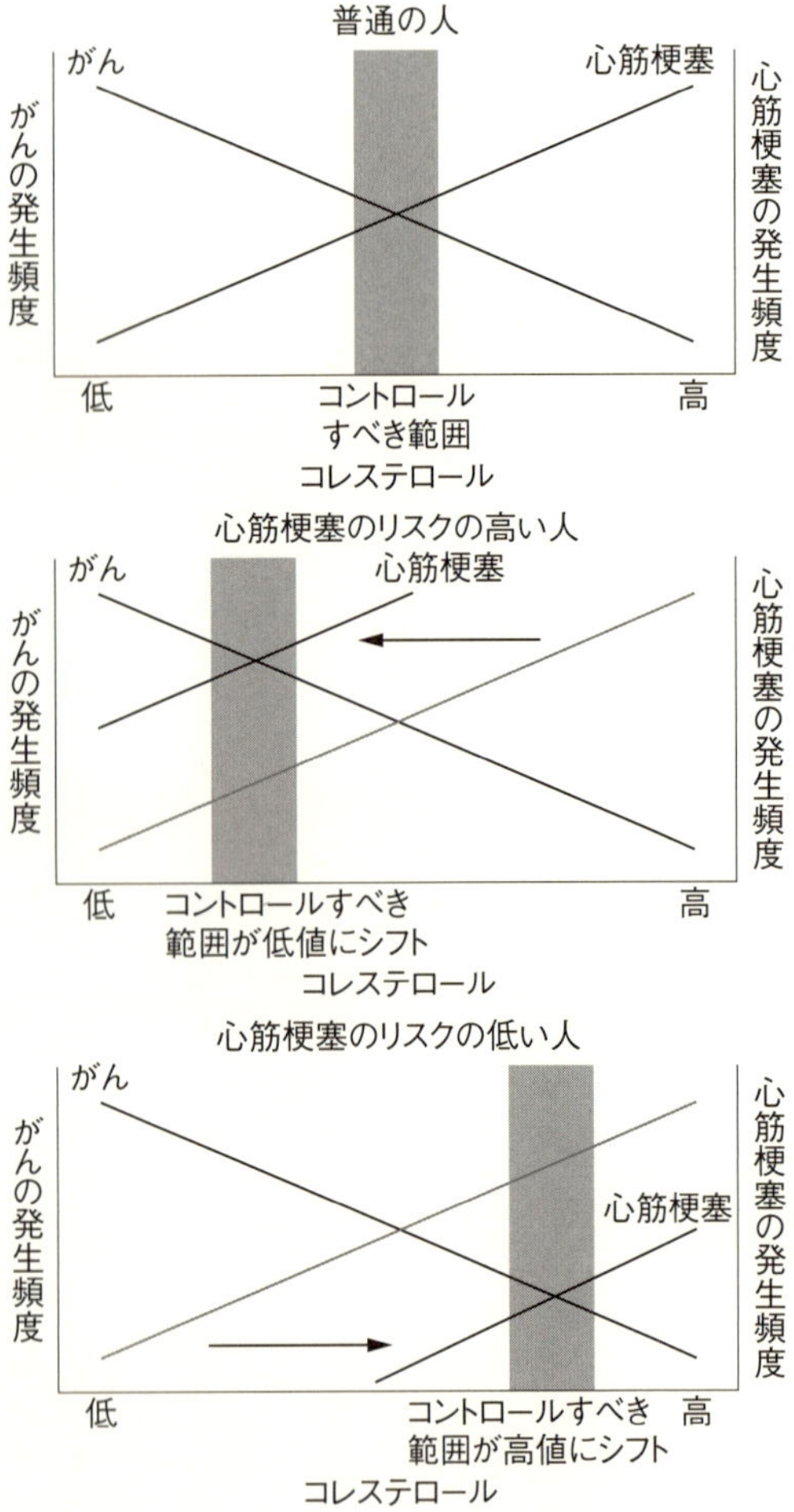

したがって両方の直線がクロスオーバーする範囲も左、すなわち低値になります（図中）。

このように、心筋梗塞のリスクの高い人では、やはり一定程度コレステロールを下げる必要があるのだろうと思われます。コレステロールをあまり下げなくて、がんにはならなかったけど脳梗塞で寝たきりになった、心筋梗塞で心不全となり外出もできなくなった、というのでは困ります。

「コレステロールが低いとがんになりやすい」というデータがマスコミをにぎわすと、医者、特に循環器医が困るのが、本当はコレステロールを下げた方がよい心筋梗塞のリスクの高い人までも薬をやめてしまうことなのです。

一方、心筋梗塞や脳梗塞などにかかったことがなく、これらのリスクも低い人では、右肩上がりの心筋梗塞発症の直線が右にシフトしているので、クロスオーバーする範囲も右、すなわちコレステロール値が高値にシフトしています（図下）。

このような人では、コレステロールを下げて心筋梗塞にはかからなかったけど、がんで亡くなったというのではやはり意味がありません。コレステロールが高いという理由だけでむやみに下げるのは考え物でしょう。

というのは、コレステロールがすべて悪いわけではなく、ＬＤＬコレステロールのしかも「酸化」という修飾を受けたコレステロールが悪いのです。動脈硬化のリスクの高い人では、酸化ストレスを強く受けておりコレステロールも酸化されやすいので下げたほうが良いのですが、動脈硬化のリスクの高くない人は酸化ストレスは強くないので、無理して下げる必要はないのです。

第12章 「ＨＤＬコレステロール＝善玉」ってホント？

ＨＤＬを上げる薬

ＨＤＬコレステロールは善玉コレステロールと考えられ、数値が高いほうが好ましいとされています。

長い間、ＨＤＬコレステロールを上げる薬は世の中にありませんでした。ある薬Ａは上げる作用が強い、などの論文はいくつかあるのですが、いずれもＨＤＬコレステロールを上げても、いやいや別の薬ＢがＡよりもＨＤＬコレステロールを上げても、せいぜい10％までです。ＨＤＬコレステロールの正常値は、35㎎／dℓ以上です（女性では少し高くて、40㎎／dℓ以上とするところも多いようです）。

仮に、ＨＤＬコレステロールが30㎎／dℓの人がいたとしましょう。正常値以下なので、ある薬Ａを出したところよく効いて、ＨＤＬコレステロールが最大の10％上がったとしましょう。すると、ＨＤＬコレステロールは33㎎／dℓとなりますが、これでもまだ正常値以下です。このように、ＨＤＬコレステロールの10％前後の上昇では、焼け石に水なのです。

そこで、多くの製薬会社がＨＤＬコレステロールをもっと効果的に上げる薬を探すことに、多大な時間と労力を費やしてきました。その結果、ほぼ同時に数社が「ＣＥＴＰ阻害薬」と呼ばれるＨＤＬコレステロールを上げる薬の開発に成功しました。この薬は、ＨＤＬコレステロールを１００％前後上昇、すなわち2倍前後上昇させる、という今までの薬とは比べものにならないほど圧倒的な効果を示す薬です。

このような新しい薬が開発されたとき、その効果と安全性と有効性を調べるために薬を市販するまで臨床で調査が行われます（これを「臨床治験」といいます）。

臨床治験では明確な問題が設定されます。ＣＥＴＰ阻害薬では、対象とした患者が「ＨＤＬコレステロールが低い人」だったので、設定された問題は「ＣＥＴＰ阻害薬がＨＤＬコレステロール値を上げるか？」でした。別にＨＤＬコレステロールが低いことが病気なのではなくて、これによって引き起こされる心筋梗塞などが病気なのですが、

観察された事実：ＨＤＬコレステロール高値→心筋梗塞発症頻度が少ないから、

仮説：ＨＤＬコレステロールを上げる→心筋梗塞が減少（するはず）

という考え方がされて、薬の効果を判断する材料が「ＨＤＬを上げること」になったのです。

この問題設定からすると、ＣＥＴＰ阻害薬はＨＤＬコレステロール値を2倍近くに上げたのですから、大成功ということになります。例えば、先ほどの例だとＨＤＬコレステロールが30㎎／dℓの人だと、60㎎／dℓ程度に増やすので、余裕で正常範囲内に入ります。ＨＤＬコレステロールが20㎎／dℓというめったにお目にかかれないほど低値の人だって（少なくとも僕はお目にかかったことがありません）、40㎎／dℓと正常範囲内まで上げてくれます。

悪玉のＨＤＬ

問題は、本当に「ＨＤＬコレステロールを上げる→心筋梗塞が減少」という仮説が成

ＣＥＴＰ阻害薬と心筋梗塞発症の関係

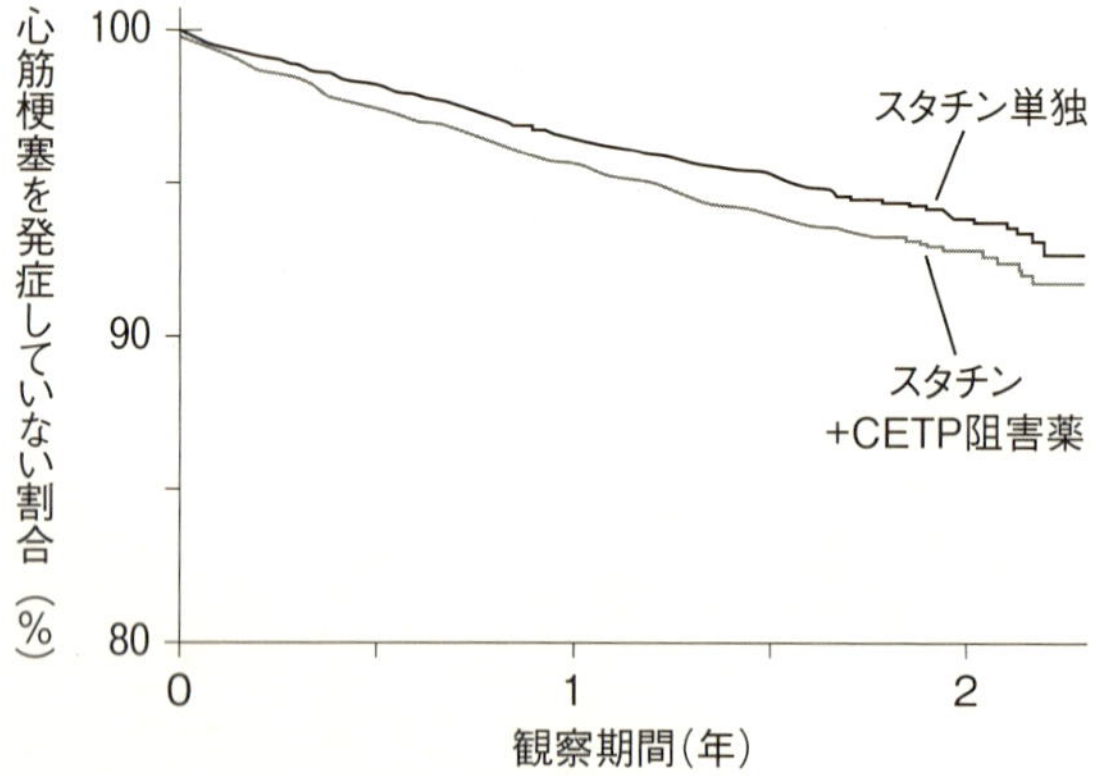

Barter PJ, et al. Effects of torcetrapib in patients at high risk for coronary events. N. Engl. J. Med. 2007;357:2109-2122.

り立つのかどうかです。

　そこで、ＣＥＴＰ阻害薬が臨床治験を無事クリアして発売された後に、「ＣＥＴＰ阻害薬でＨＤＬコレステロールを上げたら、本当に心筋梗塞は減少するか？」という質問が設定された大規模臨床試験が行われました。この研究では、心筋梗塞発症のリスクが高い患者さんをくじで、スタチン（第21章参照）だけで治療するグループと、スタチンに加えてＨＤＬコレステロールを上げるＣＥＴＰ阻害薬の２薬で治療するグループの２つに分け、心筋梗塞の発症率を調べています。

「人体実験じゃないの」と思われる方も

いらっしゃるかもしれませんが、患者さんにはきちんと目的と、スタチンに加えてＣＥＴＰ阻害薬を飲むか偽薬を飲むかは抽選で公平に決めることを説明し、研究に参加することの同意を書面でいただいて行った研究です。もし途中で嫌になったら自由にやめることもできます。このような研究が行われないと、本当にその治療が患者さんの益になるのか否かが分からないのです。

この大規模臨床試験でも、ＨＤＬコレステロールは１００％近く上昇しています。ただ繰り返しますが、この試験で知りたいのは「ＨＤＬコレステロールを上げること」ではなく、「心筋梗塞発症率を下げるか否か」です。

そこで、心筋梗塞発症率に対する影響を、「イベントフリー曲線」と呼ばれるグラフにしています（図１２８頁）。イベントフリー曲線とは、横軸に観察を始めてからの期間、縦軸にイベント（ここでは心筋梗塞を発症していない割合）グラフにしたものです。当然、研究スタート時点では１００％心筋梗塞を発症していませんから0年目の縦軸は１００％です。観察期間の経過とともに、徐々に心筋梗塞を発症する人が現れて曲線が下に下がっていきます。下に行くほど心筋梗塞の発症が多いことになるので、悪い治療法ということになります。

結果は意外や意外、スタチンにＣＥＴＰ阻害薬を併用したグループでＨＤＬコレステロールは劇的に上がったにもかかわらず、心筋梗塞の発症は逆に少し増えてしまっています。

お医者さんも製薬会社の人も頭の中は「?・?・?」です。「ＨＤＬコレステロール＝善玉コレステロール」という考えが幻想だったのでしょうか?

善玉コレステロールと呼ばれる根拠となった「高ＨＤＬコレステロール値→心筋梗塞の発症が少ない」というデータは、30万人というとてつもなく大勢の患者さんで得られた紛れもない事実です。

この矛盾の謎をとくカギとなったのが、善玉コレステロールといわれて体にいいものと考えられていたＨＤＬコレステロールも一様ではなかったということです。

ＨＤＬコレステロールにも、体、あるいは心臓病に良いものと悪いものがあるということがいわれるようになってきました。心臓病に良くないＨＤＬコレステロールを、「機能不全ＨＤＬコレステロール」と呼びます。

それでは、どのようなＨＤＬコレステロールが健康に良くて、どのようなＨＤＬコレステロールが健康に悪いのでしょう?

細かい理由も少しずつ分かりつつあるのですが、簡単に言うと、運動などの生活習慣の改善で上がるＨＤＬコレステロールは良いコレステロールです。一方、「現時点では」という前置きがつきますが（というのは、今後画期的な薬が出てくる可能性は残されているので）、薬で上がるＨＤＬコレステロールは悪いコレステロールです。

まとめるとＬＤＬの治療は生活習慣より薬（スタチン）だったのですが（こういうと誤解を受けそうですが、生活習慣もとても重要です）、ＨＤＬの治療は薬より生活習慣なのです。

第13章　脈拍が少ないけど大丈夫？

心拍数60拍／分以下は異常？

本章から、不整脈に関係する話題に進みたいと思います。

「脈拍が少ない（60拍／分以下）のですが、大丈夫ですか？」、この質問も外来で患者さんから今まで何回受けて、何回説明したか分かりません。

テレビ、インターネット、あるいはいろいろな書物で、脈拍の正常値は60～100拍／分であり、60拍／分以下は脈拍が少ない（これを「徐脈」といいます）、すなわち異常とされているためでしょう。

この正常値というのはどのようにして決められるかといえば、大勢の人の心拍数をとって、その分布を調べて平均値を出し、この平均値から一定範囲内、95％の人が含まれる範囲を正常値としています。

ＩＱで考えてみましょう。ＩＱの正常値は70～１３０とされています。「私はＩＱが１４０で異常だわ、どうしよう」という人は、まずいないでしょう。東大生のＩＱの平均は１３０とされています。それでは、東大生の半数は異常ということになりますが、そんなことありませんよね。心拍数では95％の人が60～１００拍／分なのですが、60拍／分以下の人が何か健康に問題があるのかといえばＩＱ１４０の人のように、かえっていいのかもしれません。

このギモンに答えるヒントを与えてくれる研究が、アメリカで行われています。アメリカでは昔から、社会保障番号（「ソーシャル・セキュリティー・ナンバー」と呼ばれるものです）といわれる制度が利用されており、住民健診を受けた人の生死を簡単に調べることができます。これを利用して、健康診断を受けた住民が5年後に生きていたか死んでいたかを調べて、健康診断時の安静時脈拍数と5年間の死亡率の関係を見るという、ごく単純な研究が行われました。

脈拍数を10拍／分毎に区切り、最も死亡率が低かった脈拍数の死亡率を1として、各10拍／分毎の心拍数の人の死亡率が何倍かをグラフにしています（図１３５頁）。

その結果、最も死亡率が低かったのは意外にも、従来は異常とされていた脈拍50～60

拍／分でした。一方、正常上限と考えられていた脈拍100拍／分では、5年間の死亡率は、この異常とされている脈拍50～60拍／分の3倍以上となっています。

何も死亡率だけが、脈拍の多い少ないの良し悪しを判断する材料であるとはいいませんが、少なくとも死亡率から見る限りでは、脈拍60拍／分以下は「異常」どころか、「ものすごく正常」ということになります。

前記の研究は健康診断での結果をもとにしたデータ、すなわち健康な人におけるデータです。

「私は心臓に病気があるので、健康の人とは事情が違うんじゃないですか？」

とまだ心配に思う患者さんもいるでしょう。

そこで、心臓病を持つ患者さんではどうか見ていきましょう。というものの、残念ながら心臓病がある人での安静時脈拍数と死亡率の関係の有無についての研究はありません。しかし、参考にすることのできるデータはいくつかあります。

心不全、狭心症、高血圧、不整脈など様々な心臓病で「βブロッカー」と呼ばれる一群の薬が投与されることがしばしばあります。心不全、狭心症、高血圧、不整脈など多くの心臓病に効くので、ある意味「万能薬」といえなくもありません。このβブロッカ

安静時心拍数と死亡率の関係

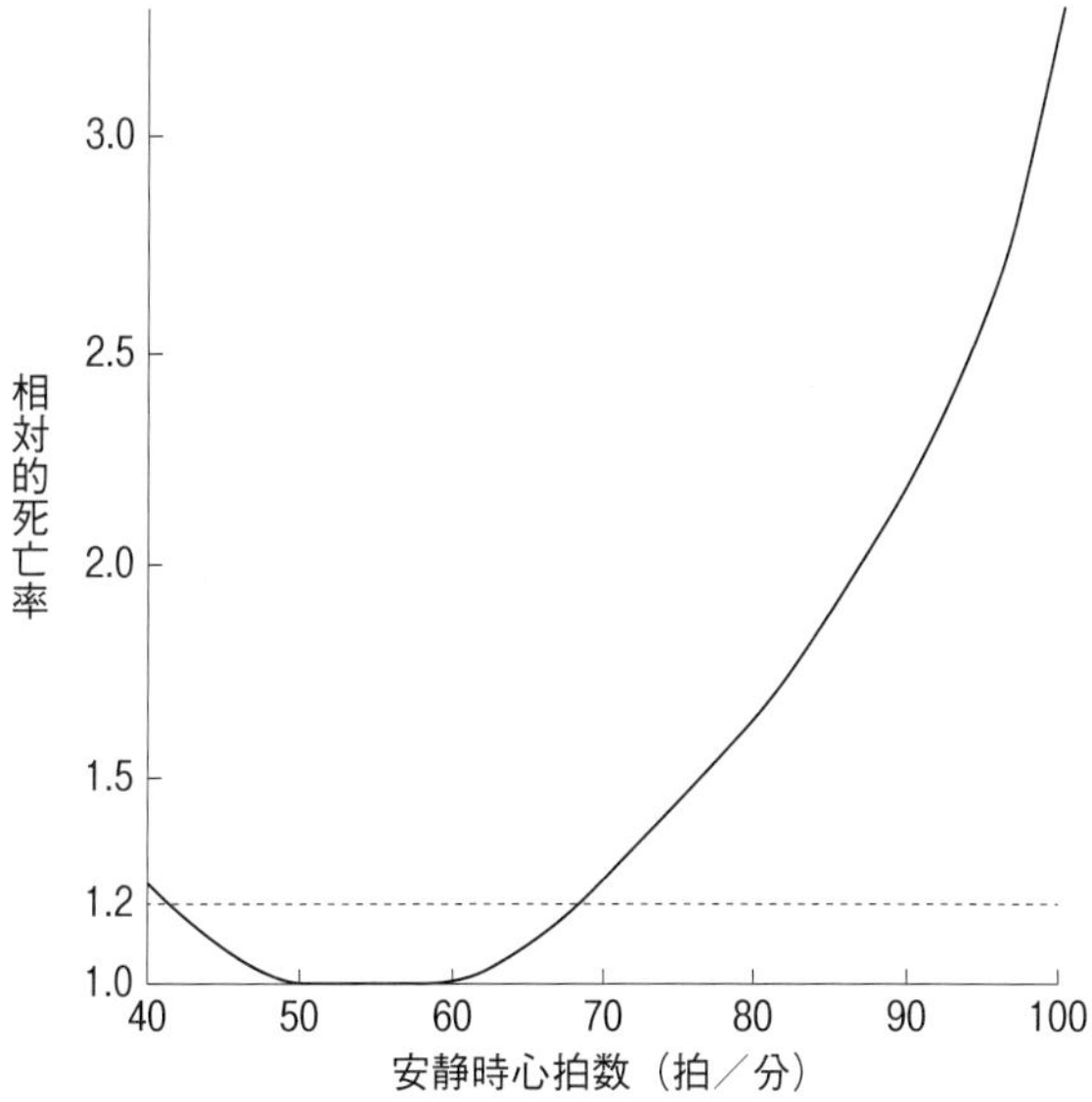

秋山俊雄．正常と診断された心電図から心機能と予後を推測する．
Jpn. J. Electrocardiol. 2011；31：260-270.

ーは、脈拍を少なくする作用をもつ薬です。そこで、βブロッカーを使って治療した患者さんで、脈拍数と死亡率の関係を見た研究がいくつか行われています。

心不全患者で行われた調査を見ていると、脈拍数が10拍／分増えると、年間の死亡率が約15％高くなります。健康な人では、脈拍50〜60拍／分に比べて脈拍100拍／分では5年間の死亡率が3倍強に増えていましたが、心不全患者では単純な算数計算をすると、約16倍に増える計算になります。

すなわち、心臓病の患者でも、というよりは心臓病の患者でこそ、脈拍は一定範囲の中では少ないほうが、長生きにつながるのです。

総脈拍数と寿命の関係

ところで、様々な動物の脈拍数と寿命に関しては、人における臨床研究が行われる以前から、関連があることが知られていました。1992年に出版された「ゾウの時間ネズミの時間」（本川達雄／中公新書）という本によれば、脈拍の多い動物は短命で、脈拍の少ない動物は長命という傾向があるそうで、例えば、脈拍が約30拍／分しかないゾウの寿命は80～100年であるのに対して、脈拍が約600拍／分もあるネズミは寿命が2～3年しかありません。

図（137頁）は、ゾウとネズミに限らず様々な動物で、一生の総脈拍数／寿命を横軸に、寿命を縦軸に示し、グラフにしたものです。寿命の長短にかかわらず、総脈拍数／寿命は灰色で示した一定の範囲に収まっています。すなわち、脈拍数の多い動物でも

様々な動物の一生の総心拍数と寿命の関係

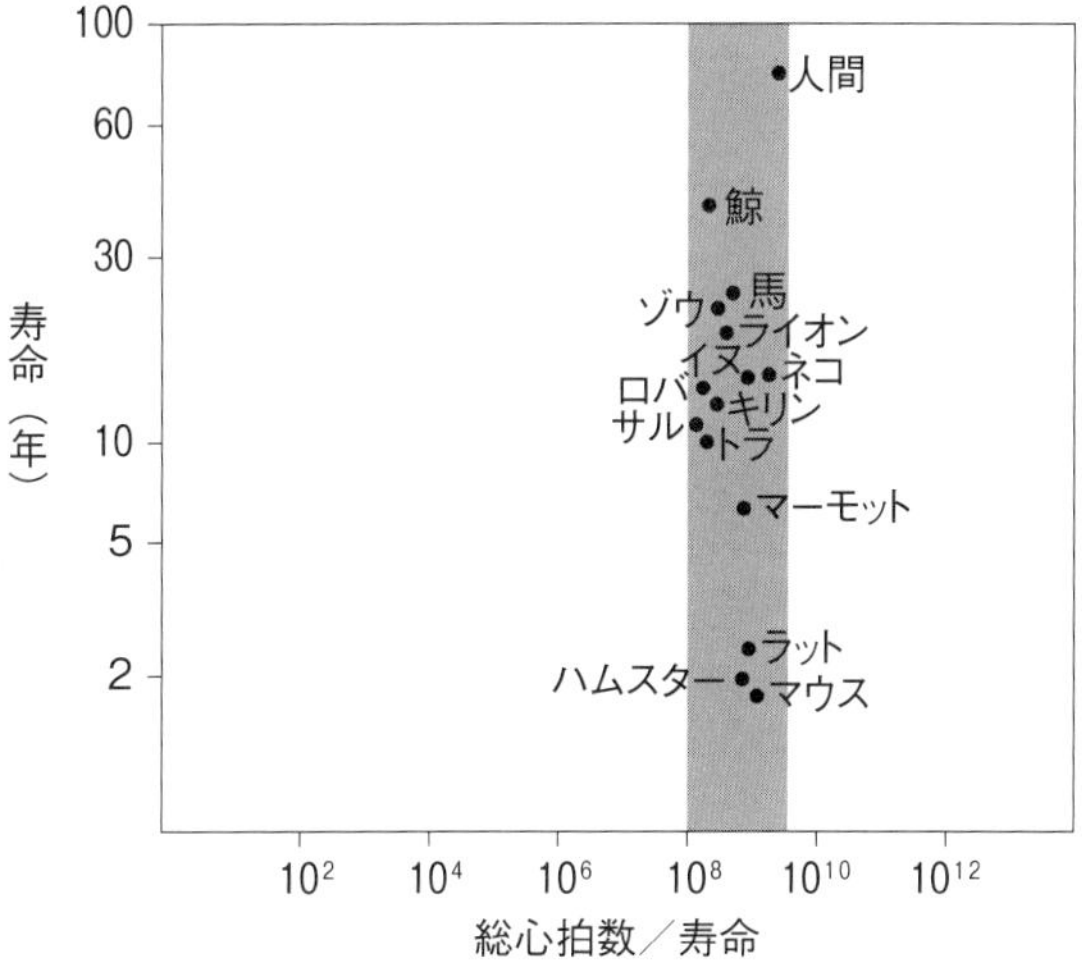

Levine HJ. Rest heart rate and life expectancy. J. Am. Coll. Cardiol. 1997; 30: 1104-1106.

少ない動物でも一生の総脈拍数は大体決まっており、20～25億拍の範囲に収まるようです。

人でも大体これが当てはまります。これに基づいてまた簡単な算数をすると、脈拍数が平均60拍／分の人の寿命は約80歳、脈拍数が平均80拍／分の人の寿命は約60歳となります。

「あら、うちのおばあちゃんは脈拍が70拍／分くらいだったけど100歳まで生きたわよ」という人もいるでしょう。脈拍数が平均60拍／分の人の寿命は約80歳、脈拍数が平均80拍／分の人の寿命は約60歳、というのはあくまで平均の数値です。２０１６年、世界の平均寿命は60歳と80歳の中間の71・4歳と発表されており、脈拍数の平均値は大体70拍／分です。

　もちろん１００歳まで生きたおばあちゃんのように平均から外れるスーパーおばあちゃんもいるでしょうが、平均としてみると、60拍／分の平均寿命80歳、70拍／分の平均寿命70歳、80拍／分の平均寿命60歳という計算は大体あたっているのです。このことから、心臓が働ける時間はどうも心臓の総活動量、すなわち総脈拍数である程度規定されるようで、脈拍数が少なめの50～60拍／分でしたら、かえって長生きができるのではないでしょうか？

第14章　不整脈なのに薬を出してくれないのはなぜ？

期外収縮って何？

健診で不整脈があるので精密検査を受けてください、といわれて病院にかかる方がいらっしゃいます。でも病院にかかっても、お医者さんが「心配ない不整脈なので、様子を見ましょう」というだけで薬も出してくれないことの方が多いようです。人の受け取り方は様々です。「あー、軽症でよかった」と思う人もいるでしょう。一方で、「不整脈があるのに治療してくれないなんてあの医者はなんなの」と不満を抱く人もいるでしょう。

不整脈といえば、突然死の原因ともなることから、これでホントに大丈夫なの、と不安になるのも理解できます。では、不整脈の一部はホントに薬なしでも大丈夫なのでしょうか？

期外収縮

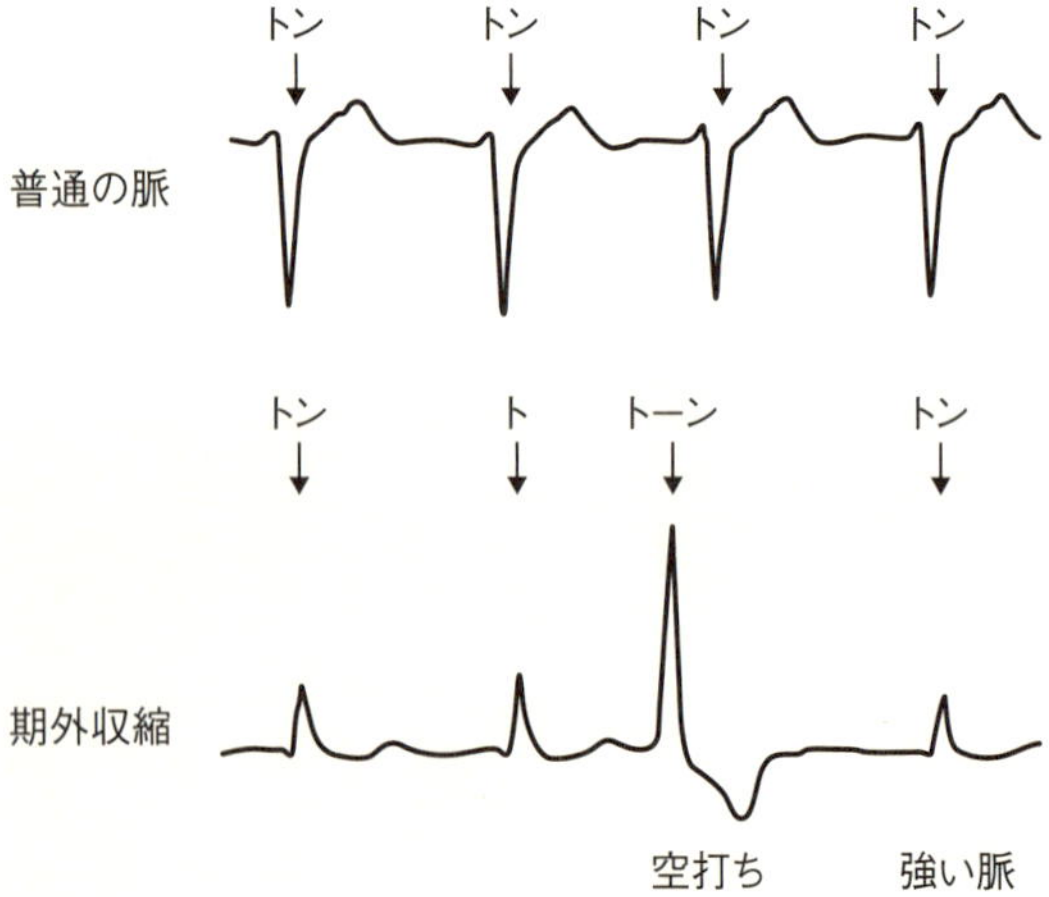

　不整脈には、危険な不整脈から危険性のほとんどない不整脈まで、ピンからキリまであります。健診で自覚症状もないのに、不整脈があると初めて指摘を受ける人の場合、その不整脈は多くの場合「期外収縮」と呼ばれる、どちらかというと「キリ」の方に属する不整脈です。

　それでは期外収縮とはどんな不整脈でしょう？　心臓が「トントントントントン」と規則正しく脈を打っているとき、この正しいタイミング（時期）から外れて「トントトーントン」と脈を打つ不整脈を期外収縮（「時期を外れた収縮」からとった名前です）といいます（図140頁）。

期外収縮は、時期の外というのですが、必ず通常心拍が出るタイミングより早く脈を打ちます。心臓は脈と脈の間に静脈から血液が戻ってきて、心臓の中にいっぱいにため込まれた血液が動脈に送り出されることによって、脈として触れることができます。期外収縮では、心臓に血液が十分戻ってくる前に心臓が収縮するので、いうならば「空打ち」の状態となり、脈として触れることができません。聴診器で心臓の音を聞いていると、「トントントーントン」となるのですが、手首で脈をとっていると「トントトーーントン」と脈が抜け、患者さんは「脈が飛ぶんです」「脈が抜けるんです」と説明するのが一般的です。

また、いったん空打ちすると次の収縮ではいつもより心臓にたくさん血液が戻ってきてから収縮することになるので、期外収縮の次の脈は正常の脈より強く打つことになります。この期外収縮の次の脈を感じて、「胸がドンと打たれるような感じ」とか、場合によっては「胸が痛い」と説明される方もいらっしゃいます。

図の心電図の波形の大きさと脈の大きさは何の関係もありません。通常、期外収縮は1拍だけ出て、後は正常の脈にもどることが多いので、このような症状が出ても数秒しか続きません。一方、心臓の痛みの代表は狭心症ですが、狭心症の痛みは1分以内に終わることはまずありません。ですので、胸の痛みが1分以内に収まった場合は、期外収縮である可能性を考える必要があります。

それでは、どちらかというと「キリ」に属する不整脈の期外収縮は、すべて治療しなくてもよいのでしょうか？　不整脈にピンからキリまであったように、キリに属する期外収縮の中にもさらにピンからキリまであります。すなわち、治療しなくてよい期外収縮と治療が必要な期外収縮があります。割合でいうと、圧倒的に治療しなくてよい期外収縮が多いです。ただし、少ないからと言って治療が必要な期外収縮を見逃すと、大変なことになります。

治療が必要な心房期外収縮とは？

それでは、どのような期外収縮が治療が必要で、どのような期外収縮は治療が必要ないのか、見ていきましょう。

心臓には、静脈から血液が帰ってくる心臓の上部に位置する「心房」と呼ばれる部屋と、血液を動脈に送り出す心臓の下部に位置する「心室」と呼ばれる部屋があります。

不整脈が起こる部位がこのどちらかによって、心房期外収縮（心室の上から出るので、「上室性期外収縮」ということもあります）、心室期外収縮に分類します。

まず心臓の上方から起こる心房期外収縮について考えてみましょう。心房期外収縮は、できるだけ治療しないほうが良い不整脈とされています。

できるだけ、の例外は主に２つで、１つは患者さんの自覚症状が強くて日常生活に困る状態で、患者さんが治療を強く望んだ時です。２つめは数が多い、あるいは連続して心房期外収縮が出る場合です。目安としては１時間に30回以上、（全体の脈の約５％に相当します）連続して起きる場合は20回以上続けて起きる場合です。20回以上とは、大体10秒以上続く場合です。

このような場合は、第15章で説明する心房細動という不整脈に移行することがあるので、治療することがあります。そうでない場合は、治療しないほうが患者さんにとってプラスとなります。

心室期外収縮の場合

話を心臓の下方から起こる期外収縮、心室期外収縮に移しましょう。

心室期外収縮の治療はもう少し話が込み入っています。というのは、もともと心臓に病気がある人、例えば心不全、狭心症、心肥大などがある人に起きた心室期外収縮と、このような心疾患がない、いわば健康な心臓に起きた心室期外収縮とでは治療方針が大きく異なるからです。

まず健康な心臓に起きた心室期外収縮から説明します。これも心房期外収縮と同様に可能ならば治療しないほうが良い不整脈です。例外となるのは、心房期外収縮と同じく患者さんの自覚症状が強くて日常生活に困る状態で、患者さんが強く望んだ時、数が多い、あるいは連続して心室期外収縮が出る場合です。これに加えて、運動によって心室期外収縮が増える場合も治療の対象となります。

それでは、心臓に病気がある不健康な心臓に、心室期外収縮が起きた場合はどうするのでしょう。これを考える上で重要な情報を与えてくれるのが、1990年代に行われたCAST（「キャスト」と発音します）と呼ばれる研究です。僕も、アメリカのCAST研究に参加していた施設に留学したので、CAST研究のデータを集めるお手伝いをしていました。

CAST研究がどんな研究か説明しましょう。以前に心筋梗塞を起こしたことのある患者さんでは、突然死が多いことが知られており、1960年頃は、その対策が重要な社会的ミッションとなっていました。心筋梗塞を起こしたことのある患者さんが全員突然死するわけではなく、そのごく一部の人が突然死するので、どのような人が突然死しやすいのかが調べられました。その結果、心室期外収縮がある人に突然死が多いことが分かりました。そこで、1960年当時は、あるタイプの抗不整脈薬を使って心室期外収縮を抑える治療が行われていました。この治療法が本当に突然死を減らすかどうかわかりません。ただし、

観察された事実：心室期外収縮がある人→突然死が多い
逆の推測：心室期外収縮を減らす→突然死が減る

ということで、「逆も真なり」と考えて、心室期外収縮を減らす治療を行っていたのです。

以前はこのようにして治療法が決められていましたが、1980年ころから、多施設大規模臨床試験の結果に基づいて治療方針を決定するEBM（根拠に基づく医療）の時

代に入っていきます。

ＣＡＳＴ研究はその多施設大規模臨床試験の草分け的な研究です。対象患者さんは「心筋梗塞を起こした患者さん」で、調査すべき設定された問題は「心室期外収縮をある種の薬で減らすことが本当に突然死を減らすのか？」でした。

心筋梗塞後で心室期外収縮がある患者さんで、半分の患者さんに抗不整脈薬を投与し、残りの半分の患者さんには偽薬（プラセボ）を投与しています。ＣＡＳＴ研究は５年間のフォローアップを予定して始められました。その中間結果が図のグラフです（１４７頁）。

この曲線は「生存曲線」といいます。第12章のＣＥＴＰ阻害薬の図で、縦軸に「心筋梗塞を発症していない割合」の代わりに、「生存率」を示し、グラフにしたものです。研究に参加する０日目は当然全員生存しているので、生存率は１００％です。フォローアップ期間に患者さんが少しずつ亡くなると生存者が減るので、曲線がだんだん下にシフトしていきます。すなわち、曲線が下のほうが悪い治療で上のほうが良い治療ということになります。もちろん、この抗不整脈薬を投与すると心室期外収縮は劇的に減るのですが、図のグラフを見てみると抗不整脈薬を投与したほうが生存曲線は下に下がって

ＣＡＳＴ研究結果

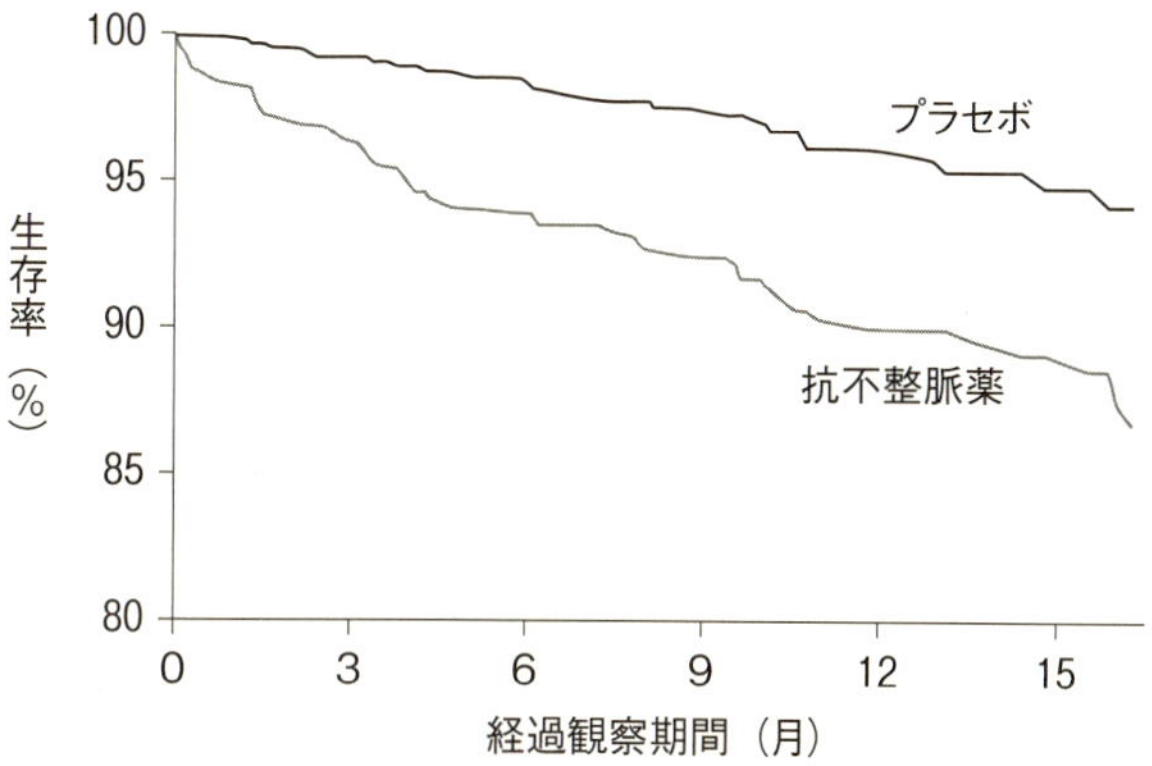

CAST Investigators. Preliminary report: Effect of encainide and flecainide on mortality in a randomized trial of arrhythmia suppression after myocardial infarction. N. Engl. J. Med. 1989;321:406-412.

います。すなわち、死亡率は抗不整脈薬で治療したほう、言い換えると心室期外収縮を減らしたほうが明らかに増えているのです。

ＨＤＬコレステロールの時の研究と似て、また「逆も真なり」という推測が成り立ちませんでした。エビデンスを取る医療ＥＢＭの重要性を示す例ですね。５年間フォローアップする予定だったのですが、５００日で10％も死亡率に違いがあり、これ以上続けることは抗不整脈薬を飲むほうにたまたま抽選で割り振られてしまった患者さんにとって明らかに不利益になるという道義的理由から、この中間結果が分かった500日目でこの研究は打ち切られました。

アメリカでは情報公開が進んでおり、このような研究の結果がでるとすぐに一般の新聞に掲載されます（掲載しないと訴えられるからかもしれません）。国民、特に治療を受けている患者さんは、このような情報にとても敏感です。この研究の結果が一般紙に掲載された日は、朝から一日中留学中の循環器内科の電話が鳴り続けていたことを今でも覚えています。

このCAST研究において抗不整脈薬で治療した患者さんの死亡した原因を詳しく調べてみると、それは不整脈であることが分かりました。つまり、不整脈を抑える薬がかえって不整脈を作ってしまっていたのです。この研究がきっかけとなって、不整脈の患者さんは可能ならば不整脈の薬は出さないで治療しましょう、という傾向が強くなりました。

突然死のサイン

整理すると、心臓病を持つ人に生じる心室期外収縮は突然死のサインとなります。ところが、これはサインであって突然死の原因そのものではないのです。このサインを薬で治療しても、突然死が減るどころかかえって起こりやすくなる、ということになったのです。心臓に病気があって、心室期外収縮がある人は、「それじゃ、私はどうしたらいいの？　突然死が私を襲わないように願っているしかないの？」と不安になります。まずは、このような患者さんの治療の原則は、もともとの心臓の病気の治療を行うことです。

心室期外収縮は、基礎にある病気の心臓が音を上げて、「助けてくれ！」と言っているSOSのサインなのだと考えましょう。そこで、まずは音を上げている心臓の病気の治療を優先することになります。それでも不整脈が収まらないときは、最近では優れた抗不整脈薬も開発され、またペースメーカーを用いた治療、カテーテルを用いた外科的治療などもできるようになっているので、手をこまねいている必要はありません。まずは不整脈専門の先生に相談しましょう。いくつか次の手が準備されています。

このように書くと「私は抗不整脈薬を投与されているのですが大丈夫なの？」と最初の質問とは全く逆の不安を抱く人もいらっしゃるでしょう。「不整脈を抑える薬が不整脈を逆に起こりやすくすることがある」と書いたのですから、無理もありません。

ＣＡＳＴ研究はお医者さんの間ではすごく周知されており、「不整脈はできるならば薬を使わない」という考えは浸透しています。また最近では、ＣＡＳＴ研究が行われたころに比べて抗不整脈薬の数が増えて、患者さんの状態によって数種類の薬から最も適した薬を選択することができるようになってきています。

専門家の先生は、まず抗不整脈薬を投与せずにコントロールできないかを考え、それが無理ならできるだけ副作用の少ない薬から処方する、という順番で治療を行っています。専門の先生に見ていただいて処方されている薬であれば、問題ないはずです。

第15章　心房細動と診断されたのですが、心房細動ってどんな病気？

心房細動って何？

心房細動というのは不整脈の一種です。高齢になればなるほど発症率が高くなり、大雑把な見積もりでは日本人全体では約80万人の患者がいるといわれています。70代に限ると5％、80代では10％、90代では25％の人が心房細動を持っているとされています。

日本は超高齢化社会を迎えていることから、患者数が飛躍的に増えており、タイトルのような質問を受ける機会が日に日に増えています。外来で夫婦ともども心房細動の患者さんなんて、珍しくありません。心房細動とはどんな病気なのでしょうか？

心房期外収縮・心室期外収縮もそうですが、不整脈の名前は原則として2つの要素の足し算で作られています。1つは不整脈が起こる場所です。もう1つは不整脈の性質、多くの場合は不整脈の重症度です。

心房細動で考えていくと、前半の「心房」が不整脈の起こる場所を指しています。心房は静脈から血液が戻ってくる部屋で、心臓の上の方に位置するのでした（第14章参照）。後半の「細動」は不整脈の重症度を表します。不整脈の重症度は脈拍の多さで分けるのですが、1分間に100〜250拍を「頻拍」、250〜350拍を「粗動」、350拍以上を「細動」といいます。つまり心房細動は、心房の中では最も重症度の高い不整脈になります。

心房細動は、当初は一時的に起きても自然と正常の脈に戻る「発作性心房細動」として始まります。ところが、発作性心房細動は1年間のうちに5〜10%の割合で、24時間持続する「持続性心房細動（「慢性心房細動」ということもあります）」へと進展します。10年くらいたつと、大部分（約80%）が持続性心房細動となります。

心房細動の症状

心房細動の症状は、脈が速くなることにより動悸を感じることがありますが、そのような具体的なものではなく胸部の違和感、胸痛など他の病気との区別が難しい症状を訴える患者さんも少なくありません。また、血圧が下がって、息切れがする、めまいがするなどの心不全に似た症状を訴える方もいらっしゃいます。一方で、心房細動の患者さんの1／3は症状を感じません。

発作性心房細動は一時的に起こり、通常は正常なので、健診の時にたまたま発作性心房細動が起こっていたなんていう奇跡が起こらない限り、症状がない発作性心房細動の人は心房細動であることを自分もわからないし、高血圧・糖尿病など他の病気でお医者さんにかかっていたとしても、そのお医者さんにもわかりません。

持続性心房細動の患者さんでも、症状のない患者さんは健診で心房細動を初めて指摘され「えっ、ホント？」とびっくりされる方もいらっしゃいます。こういう患者さんは、健診を受けなければ持続性心房細動であっても見逃されることになります。ですので、最初に書いた約80万人という心房細動の患者数は少なく見積もられており、実際にはもっと患者数は多く、日本全体で170万人くらいいるのではと考えられています。

問題は血栓

心房細動になって困ることは主に2つです。

1つは脈が速くなることにより心臓の働きが悪くなって、息切れ・疲れやすい・血圧が下がってめまいがするなどの症状を呈することです。このような心臓が正常に働くことができない状態を「心不全」状態ということはご説明しました。

もう1つは心房の中に血液の塊、血栓、ができることです。血栓が心房の中にとどまっていてくれればまだいいのですが、これがはがれて血液にのって流れていき、脳の血管に詰まると脳梗塞を起こします。川で水の流れが澱んでいるところではごみなどがたまりやすくなっているのを見たことがあると思います。

血液も同じで、正常に流れていると血栓などはできにくいのですが、心房細動のような不整脈が起こって血液が正常に流れなくなると、血液の塊ができやすくなります。

こちらの血栓の方が特に問題です。心房細動が原因で起こる脳梗塞は、脳梗塞全体の約1／3というデータがありますが、これでも過小評価されているといわれています。それは心房細動の患者さんの1／3が、症状がなく気がつかないので、このような患者さんに起こった脳梗塞の原因が心房細動とはわからないからです。脳梗塞では、原因が不明の脳梗塞を「潜因性脳梗塞」と呼ぶようになってきました。脳梗塞全体の約25％を占めますが、その原因として最も多いのが発作性心房細動だろうといわれています。ですので、心房細動は脳梗塞の中で最も多い原因であるかもしれません。

それでは、心房細動といわれたとき、どのように治療することになるのでしょう？心房細動の治療法はまず大きく2つに分けられます。1つは心房細動という不整脈自体を止めて正常の脈に戻す治療です。もう1つは、心房細動はそのままにして問題となる心不全と脳梗塞の2つの合併症を予防する治療です。名前を知っておいたほうが後々の説明を理解しやすくなりますので、ここでもこれらの治療法の名前を使って、説明します。

前者、すなわち心房細動を止めてしまう治療法は、心房細動という異常なリズムを正常なリズムに戻すという意味から、「リズムコントロール」と呼びます。

一方、心房細動はそのままにして合併症を予防する治療法は、脈の数（これを英語で「レート」といいます）を減らし、心不全を予防することと、脳梗塞を予防することの2つが主体となります。そこで、2つのうちの前者の「脈の数をコントロール」するという意味をとって、「レートコントロール」と呼ばれます。

さらに、リズムコントロールと呼ばれる治療法は、薬で止める内科的な方法と、カテーテル治療といわれる、心臓に細い管を入れて不整脈が起こる場所を焼き切ってしまう外科的な治療法の2つに分けられます（〝外科的〟と書きましたが、実際は多くの場合内科の先生がこの治療法を行っています）。整理すると、

①リズムコントロール—薬物
②リズムコントロール—カテーテル
③レートコントロール

の3つがあることになります。それぞれの治療法のメリット、デメリットを見ていきましょう。

薬とカテーテル、どっちがおすすめ？

薬によるリズムコントロール（心房細動自体を止める治療）と、レートコントロール（心房細動はそのままにして、合併症を予防する治療）のどちらが治療成績が良いかを比較する多施設大規模臨床試験は数多く行われており、すでにエビデンスは十分とられ

ています。その結果、この2つの治療法の生存率に対する優劣の差はありません。

また、カテーテルによるリズムコントロールはどうなのでしょう？　これは、他の検査との成績の良否を比較する多施設大規模臨床試験の結果がまだ出ていないので、平成29年の時点ではどっちがおすすめかは断定できません。手術でも、虫垂炎（盲腸）のように一度手術をすると二度と虫垂炎にかかることはない病気と、がんのように一度手術しても再発してしまうことがある病気があります。

心房細動のカテーテル手術は後者に属します。心房細動は年齢とともに起こりやすくなるので、一度カテーテル手術によって起こらなくなっても、年齢を重ねるとともに再発することがあります。カテーテル手術に成功した場合平均して10年くらい心房細動が起こらないといわれています。もちろん、10年間心房細動や、これに伴う脳梗塞の心配から逃れられるというのは、十分魅力的な治療ではあります。が、だからといって一生ものではないということは頭に入れて、治療の選択をしましょう。

次に、薬によるリズムコントロールを見てみたいと思います。薬にも効きやすいものから効きにくいものまでピンからキリまであります。

一般的な薬の効果率としては少なくとも50%、すなわち2人に1人以上の患者さんには効いて欲しいといわれています。最も効果率の高い薬物は鎮痛剤です。効果が出る確率は80%以上とされていると、一方、効果率が最も低い薬は抗がん剤といわれており、効果が出る確率は20%程度といわれています。

心房細動を予防する薬、すなわちリズムコントロールをする薬で心房細動が起こらなくなる割合はどうなのでしょう?

実は抗がん剤の次に低い効果率であり、25%程度といわれています。すなわち、4人に1人しか効かないのです。

一方、カテーテル手術によるリズムコントロールは、多施設大規模臨床試験の結果はありませんが、個別の研究のデータを見てみると、心房細動がなくなる確率は70%程度とされています。薬によるリズムコントロールがなかなかうまくいかない4分の3の人では、カテーテル手術によるリズムコントロールを考慮する、あるいはリズムコントロールとレートコントロールに優劣がないので、リズムコントロールにこだわらず、合併症を予防するレートコントロールを行う、などによって患者さんは十分に普通の日常を送ることができます。

心拍数、いくつにコントロール？

次にレートコントロールについてもう少し見てみたいと思います。心房細動の重大な合併症は2つ、脈が速くなることによる心不全と脳梗塞です。そこで、レートコントロールではこの2つを予防することになります。

最初の脈が速くなることを抑える薬は、タイプとして2つ、βブロッカー（商品名では、テノーミン、メインテート、ロプレソール、セロケン、アセタノール、セクトラール、ナディック、インデラル、ミケラン、レグレチン、アドビオール、アーチスト）と、カルシウム拮抗薬（商品名では、ワソラン、ヘルベッサー）があります。以前は、ジギタリス（ジギトキシン、ジゴキシン、ジゴシン、ラニラピッド、ジギラノゲン）と呼ばれる薬も使われていましたが、最近ではあまり使われません。

それでは、気になるのは「心拍数をどのくらいにコントロールしたらいいか？」です。

少し前までは「安静時の心拍数を70／分台に維持しましょう」といわれていました。この決め方はかなりいい加減だったようです。第13章で説明したように、正常の脈の人では心拍数が毎分50～60の人が最も生存率が高かったですね。心房細動では、心房にうまく血液が戻れないし、心房から心室に血液をうまく送れないので、これよりも少し脈が多くないといけないだろうということで、毎分70台となりました。すなわち、これもエビデンスがなかったのです。

そこで、厳密なレートコントロール（心拍数が80／分以下）と、緩いレートコントロール（心拍数が80～100／分）の間で、心不全による入院の頻度に違いがあるか調査されました。

もちろん、厳密なコントロールの方がよいだろうとの予想の元に行われた調査なのですが、ここでも予想外に緩いコントロールの方が心不全による入院の頻度が少ないという結果になりました。そこで、今ではまずは心拍数を100／分以下にコントロールすることを目指します。もし、これでも心不全がコントロールされない場合は心拍数を80／分以下にコントロールすることを目指します。

脳梗塞の予防

もう1つは脳梗塞の予防です。血液が固まることを「凝固」、これによってできたものを「血栓」といいます。血栓には、動脈の中でできる血栓と静脈の中でできる血栓があり、予防に使われる薬が違います。

心房細動に合併する脳梗塞は静脈にできる血栓と同じと考えられており、これに使われる薬は一般名ワルファリン（商品名はワーファリン、ワルファリンカリウム）と最近ではＤＯＡＣ（「ドアック」と発音します）と呼ばれる薬（商品名で、ダビガトラン、イグザレルト、エリキュース、リクシアナ）が使われます。

それぞれの薬については、第21章、第22章でもう少し詳しい話をします。心房細動の人でこれらの薬で脳梗塞の予防をしないと、1年間に約5％脳梗塞が起こるといわれています。心房細動の人が20人いたら1年間のうちに1人は脳梗塞になるのですから、これはかなり高い確率です。ワルファリンやＤＯＡＣで治療すると、これを1％前後まで減らすことができます。

脳梗塞が起こりやすい心房細動、起こりやすい人

ここで2つの疑問を考えてみましょう。1つは、「どのような心房細動で脳梗塞が起こりやすいか？」です。

心房細動には、一時的な発作性心房細動と持続性心房細動がありますが、発作性心房

細胞でも持続性心房細動と同じ程度に脳梗塞が起こりやすいというデータがあります。持続性心房細動の方が、心房細動である時間が長いので脳梗塞が多いように思いますが、持続性心房細動では脳梗塞予防の治療がいきわたっているのに対して、発作性心房細動では脳梗塞予防の治療がされていない人がかなりいるため、このような結果になっているのではと考えられています。また、発作性心房細動はどのくらい続くと脳梗塞が起こりやすくなるのでしょう？　24時間以上続くと脳梗塞が起こりやすくなるとされています。発作性心房細動でも油断せずに脳梗塞の予防を行うことが重要のようです。

もう1つの質問は、「どのような人に脳梗塞が起こりやすいか？」です。心房細動では無治療だと1年間に5％の割合で脳梗塞が起こると説明しましたが、その中にも、起こりやすい人と起こりにくい人がいます。

ワルファリンやDOACのように血液をサラサラにする薬を服用すると一定の割合で出血の副作用（特に問題なのは脳出血と胃潰瘍などからの消化管出血です）が起こります（第16章参照）。脳梗塞が起こりにくい人では、ワルファリンやDOACによる副作用のリスクの方が高くなって、ワルファリンやDOACの治療をしないほうが患者さんのためになります。

心房細動に脳梗塞を合併する人の点数化

	CHADS2
心不全	1点
高血圧	1点
年齢(75歳以上)	1点
糖尿病	1点
脳卒中の既往	2点
満点	6点

それでは、脳梗塞を起こしやすい人と起こしにくい人はどのように区別したらいいのでしょうか？

これには、点数化する方法があって、CHADS2（チャズツー）を使って点数化します（CHA2DS2-VAScというより詳しい方法もありますが、ここでは簡便なCHADS2だけ説明します）。名前は難しく、点数化というと、いかにも専門家にしかわからないように感じられますが、中身は意外と単純なのでちょっと見てみましょう。

考慮すべき項目は8つです。心不全の有無はお医者さんに行ってもらわないと分からないかもしれません。それ以外は自分で判断できます。

表にあるように、CHADS2は6点満点です。2点以上であればワルファリンあるいはDOACによる治療を行ったほうが良い、0点であれば行わないほうが良い、1点はケース・バイ・ケースとされています。

心房細動は、一生のうちに約1・5％の人がかかる、頻度の高い病気です。特に高齢者に多い病気で、超高齢化社会を迎えたわが国では年々患者数が増えています。脳梗塞の合併により寝たきりとなる重要な原因の1つなので、ぜひこの機会に心房細動という病気を理解して、うまく脳梗塞を予防するようにしましょう。

第16章　どこにもぶつけていないのに内出血が起こるのですが？

出血はどうやって止まるの？

ご高齢の方や、血液をサラサラにする薬を飲んでいる患者さんから、「どこにもぶつけた記憶がないのに、最近内出血がすぐできるんです」という話をしばしば聞くことがあります。これはどうしてなのでしょう。

手を切って血が出たときのことを想像してみましょう。もちろん、傷が大きいときはハンカチで押さえたり、もっと大きい時は病院に行って縫ってもらう必要がありますが、ちょっとした傷だったら、ほうっておいても自然に出血は止まってしまいます。

僕が子供のころなどは、「そんなの、唾をつけてりゃ治るよ」なんて野蛮なことも言われていました。実は、これは必ずしも野蛮ではないようです。唾液には凝固因子によく似た成分が含まれており、凝固を起こりやすくする働きがあります。先人の知恵は侮れませんね。

ところで、このように体の外（皮膚）で起こる出血がすぐ止まるのは、血液にはもともと固まりやすい性質があるからです。

血液が固まるときには、「凝固因子」と呼ばれるタンパク質が働きます。凝固因子は全部で12個あり、1つが活性化されると、次を活性化し、これがまたその次を活性化する、というようにドミノ倒しのように次から次へと数種類の凝固因子が活性化されていき、最終的に血液の塊である「血栓」にたどりつきます。

ドミノ倒しが始まるきっかけには2つあって、1つは血管の外で凝固が起こるもの、もう1つは血管の中で凝固が起こるものです。

出血が起こると、まず血管外での凝固が数十秒のうちに起こり応急処置をします。続いて、数十分のうちに血管内での凝固が起こり、止血が完了します。病院で採血した時、「5分間しっかり押さえておいてくださいね」といわれますよね。これは、血管外での凝固は終わり、ある程度血管内での凝固が起こりはじめて、止血が完了とはいわないまでも、もう再度出血は起こる心配はないだろうということで、5分といっています。本当だったら、止血が完了する「20分間しっかり押さえておいてくださいね」といいたいところなのですが、5分は妥協できる範囲内です。

血管からの出血は日常茶飯事

血液を凝固させるというのはとても重要な働きです。今でこそ、脳梗塞や心筋梗塞、はたまた長時間のフライトや避難所での長時間滞在などによっておこるエコノミー症候群など、血管が詰まる病気が大きな社会的問題となっていますが、1960年ごろまでは脳卒中といえばほとんどが血管が破れて出血する脳出血でした。また、手術に伴う死亡は、いまだに大量出血が第1位ですし、妊婦死亡率の第1位も大量出血です。

このように、出血を止めることは生物にとって極めて重要な仕事であり、そのために凝固系という優れたシステムが体には備わっているのです。

実は、体の中でちょっとした血管からの出血は日常茶飯事に起きています。でも、ちょっと手を切っても自然に止まるように、ちょっとした血管からの出血も自然に止まってしまいます。

体の外（皮膚）で出血が起こるときは、ガーゼなどで人工的に抑えないかぎり、抑えるものがありません。

一方、体の中で出血が起きている場合、体の血管はもともと皮下組織などによっておおわれており、ある意味弱く圧迫されている状態なので、手を切ったときよりもさらに止まりやすいはずです。このように、体の中で出血が日常茶飯事に起きていても、次から次へと止めてくれるので、自分で気づくことはありません。

ところが、高齢者になると血管がもろくなり、ちょっとした出血ではなくて、中くらいの出血が自然と起こるようになります。また、若い人でも血液をサラサラにする薬を飲んでいると、体の中で自然に起きる出血を止めるシステムを人為的に働かなくしているのですから、いつもは気づかない出血が内出血という形で気づくようになるのです。

こういう話を聞くと、血液をサラサラにする薬を飲むのはちょっと怖い気がするかもしれませんが、次の話も聞いてから判断してみてください。

血管のつまりも日常茶飯事

出血は日常茶飯事に起きているということですが、血管が詰まるほうはどうなのでしょう？　実は、血管のつまり（これを「血栓」といいます）も日常茶飯事に起きているようです。これに対しても、血栓ができても溶かしてしまう防衛システムを私たちは備えています。

血栓を溶かすシステムを「線溶系」といいます。ちょっと聞きなれない名前ですね。それでは、「血栓溶解療法」という言葉は聞いたことがありますか？

これも、たまたま家人や知り合いがそのような治療を行う状況になったことがある人でないと、聞いたことがない言葉かもしれません。脳梗塞やエコノミー症候群で使われる治療法です。

昔は、脳梗塞の患者さんが来ると、詰まってしまった血管は手の出しようがなかったので、それ以外の管理、例えば人工呼吸で呼吸管理をし、点滴で栄養補給をして、何とか急場をしのぎ、あとは患者さん自らの力で回復するのを待つ以外手はありませんでした。

僕も研修医の2年が終わった頃、新幹線で学会に出張に行く機会があり、自分の研修医生活はどうだったのか振り返りながら、学会のある都市へ向かったことがあります。そのとき切実に感じたのが、「自分が治した患者さんはいないのではないか？」「患者さんが自らの回復力で治るのをあたかも自分が治したように見せているだけなのではないか？」ということでした。もちろん、呼吸管理などで急場をしのぐお手伝いはしましたが、結局回復した人は自分の力で回復したのであって、僕は根本的なことは何もしていないのです。新幹線の窓からは暮れなずむ街の風景が見えるというシチュエーションだったので、ひどく落ち込み、この後医者としてやっていく自信が一気になくなったことが思い出されます。

ところが、今では脳梗塞は発症後数時間であれば、詰まってしまった血栓を薬で溶かすこともできるし、最先端治療ができる病院では「血管内手術」といってできた血栓を外科的に取り除くこともできるようになっています。医者が根本的に患者さんを回復させることができるようになり、脳梗塞の救命率は飛躍的に上がりました。脳梗塞後の患者さんの回復率は、一昔前に比べて雲泥の差です。

この血栓を溶かす薬は、実は人間の血管が持っている線溶系の1つのタンパク質そのもので、これを薬の形にしたものです。脳梗塞の治療では、人がもつ線溶系のタンパク質を投与して人為的に血栓を溶かしているのですが、体の中で小さい血管が血栓で詰まっても、このタンパク質が働いて自然に血栓を溶かしてくれます。このため、小さな血管の血栓も日常茶飯事に起きているのですが、これも問題になることはありません。第8章で説明した「一過性脳虚血発作」で、発作が一過性で終わるのもこの血栓を溶かす作用を自分が持っており、できた血栓を24時間以内に溶かしてくれるからです。

ところが、高齢になるとこのシステムの働きが弱くなってくるので、高齢者では脳梗塞が起こりやすくなります。また、糖尿病でもこの働きが弱くなるので、脳梗塞が起こりやすくなります。たまに頭痛がするなどの理由や、脳ドックで脳のCTあるいはMRIを取ったとき、「小さな脳梗塞の跡がありますね」といわれて、「えっ、脳梗塞なんてしたことがないのに」と思う人もいるのではないでしょうか？　これも、小さな血管では、血栓ができるのは日常茶飯事ということの表れなのでしょう。

言語障害が驚異的に回復する人に女性が多い理由

脳梗塞からの回復率が、以前に比べると驚異的であると説明しました。脳梗塞発症直後はほとんどできなかったことが、以前と違いが判らないくらいできるようになることも珍しくありません。脳梗塞発症時は言葉が全く話せなかった人が、1年後にあったらほとんど脳梗塞を起こす前と変わらないくらい話せるようになっていてびっくりすることがしばしばあります。

実は、このように脳梗塞後、言葉の障害が驚異的に回復する人の多くが女性であることが知られています。女性の方が男性より口が達者なので、脳の言語中枢に男女で何か違いがあるんだろう、なんて非科学的なことを考えていましたが、最近ではこの原因がかなりよく分かっています。

言語を話すように指令するコントロールセンター（これを「言語中枢」といいます）は、左の大脳にあります。神経は、脊髄で左右が入れ替わるので、左の大脳がダメージを受けると右半身がマヒし、右の大脳がダメージをうけると左半身がマヒします。言語中枢のある左の大脳の障害により、右半身のマヒを伴う脳梗塞の時に、言葉の障害が生じます。

ＭＲＩという検査を聞いたことがあると思います。あの、ものすごい音がする、ドーナツみたいな狭いところに体を入れて撮影する検査です。最近は機能ＭＲＩ（ｆＭＲＩ）といって、脳の様々な部位で流れる血液量も一緒に見ることによって、神経の活動を調べる検査法が開発されています。

言葉を話している時に脳の機能ＭＲＩを取ると、男性では左の大脳の言語中枢に神経活動が集中します。女性でも左の大脳の言語中枢の神経活動が最も強いのですが、右の大脳の言語中枢の部位にも、左よりは少し弱い神経活動がみられます。女性は言葉を話すとき、左脳だけでなく右脳も使っているのです。

脳梗塞後、言葉の障害から回復した女性の脳の機能MRIを取ると、右脳の神経活動が強くなっています。つまり、サブの言語中枢であった右脳が、メインの言語中枢となることで、言葉の障害が回復しているのです。

脳梗塞からの回復が女性でいいのは、言語障害だけではありません。脳梗塞からの回復が飛躍的に良くなったとはいえ、一定の割合で要介護になる患者さんがいらっしゃいます。男性の患者さんでは26％が要介護になりますが、女性では13％しか要介護になりません。これも、何らかの男女の脳の構造あるいは機能の違いによるのでしょうか？

このように男性と女性の脳はもともと違いがあります。

女性の脳はマルチタスクむき

心臓病とは離れてしまうのですが、もう1つ興味深い男性と女性の脳の違いを紹介しましょう。

右と左の大脳は別々に機能を持ち、それぞれ別々に機能しています。それぞれを、大脳半球という呼び方をします。右大脳半球と左大脳半球が合わさって、1つの大脳ができます。別々に機能するとは書きましたが、右と左の大脳半球は神経線維によって連絡を取りあい協調して機能しています。この神経線維のことを「脳梁」といいます。

この脳梁の神経線維は、女性の方が圧倒的に太いことが知られています。そのため、女性では男性に比べて右脳と左脳がより密接な連絡を取り合っています。これが、女性の方が同時に複数のことをできる理由の1つだと考えられています。これをマルチタスクといいます。「マルチ」は「多くの」という意味で、「タスク」は「仕事・作業」という意味です。

女性の方が、何かしながら別のことができるということは、何となく気づいている人も多いのではないでしょうか。これには、こんな脳の構造の違いが関係しているのです。

これを日常の場面に当てはめてみましょう。

奥さんが料理していて、夫がリビングでサッカーの試合などをテレビで見ていたとしましょう。よく見かける一般家庭での風景です。奥さんが、「あなた、洗濯物たたんでおいてね」というと夫が「今、サッカーの試合で大事なところなんだよ」と答えて、夫婦げんかになるなんてこともあるかもしれません。

マルチタスクができる奥さんにとっては、「サッカーの試合なんて洗濯物をたたみながらでも見れるでしょ」と思うのですが、マルチタスクが苦手な夫は「サッカーの試合に熱中していると別のことは手がつかないんだよ」と思うのです。

男性と女性の脳の違いは、こんな夫婦げんかにも発展しかねないのですね。

第17章　心臓に良い運動ってどんな運動？

体に良い運動

「心臓病の予防に運動が良い」といわれると、誰でもそれはそうだろうな、と思うことでしょう。

実際のデータもこれを支持しています。米アイオワ州立大学で、18歳以上の5万5000人を対象に、一定の運動をしている人とほとんど運動をしていない人の2群に分けて、15年間の追跡調査を行ったデータがあります。

その結果、一定の運動をしている人は、ほとんど運動をしていない人に比べて45％心臓関連の病気で死亡する確率が低いという結果になっています。心臓関連の病気に限らず、すべての原因の死亡率でも30％低かったそうです。それだけでなく、認知症やうつ病も少ないという結果が出ています。運動は、心臓病の予防だけでなくいろいろな健康に良いのです。

それでは運動だったらどんな運動でも良いのでしょうか？　特別に心臓病に良い運動というのはあるのでしょうか？

運動には酸素を使って行う運動（これを「有酸素運動」といいます）と酸素を使わずに行う運動（これを「無酸素運動」といいます）があります。よくジムで「エアロビクス教室」が開かれていますよね。「エアロ」はエアロビックから来ていて「酸素の」という意味の形容詞です。「ビクス」は運動を意味する接尾語です。したがって、「エアロビクス」という言葉自体が有酸素運動という意味なのです。一時期流行ったあの激しい「ビリーズブートキャンプ」でさえも、有酸素運動だといわれています。

一方、無酸素運動は、細胞で疲労物質の乳酸が作られます。これがたまってくるので、体にとって良くありません。「有酸素運動＝体に良い運動」「無酸素運動＝体に良くない運動」ということになります。

それから、運動中に心臓発作を起こす方が一定数いらっしゃいます。運動によって心臓発作を起こしやすい運動と起こしにくい運動があります。エアロビクスは、最も心臓発作を起こしにくい運動の1つとされており、やっぱり有酸素運動は心臓に良いようです。

ちなみに、最も心臓発作が起こりやすい運動は、意外にもゴルフです。ゴルフは無酸素運動だとは思えないのですが、日ごろ運動不足のちょっぴりメタボの人（スリムなゴルファーの方、ごめんなさい）が、寝不足で朝早くから張り切ってプレーし、お昼には一杯ビールを飲んで午後もプレーするのがよくないのでしょう。

中でも、グリーン上のパットの時に心臓発作を起こすことが多いという統計がありますᐟ。僕は、ゴルフをやらないので実感はないのですが、ゴルファーの人に聞くとパットの時、もっとも精神的に緊張するそうです。この精神的緊張が心臓発作の原因となるようで、第6章で説明した、サッカーワールドカップ観戦で心臓発作が起こりやすい現象と同じ原因です。

有酸素運動

有酸素運動の代表はウォーキングです。ウォーキング以外にも、先ほど挙げたエアロビクスやダンス、サイクリングなどが有酸素運動に入ります。ジョギングも有酸素運動ではと思う人もいるでしょうが、ジョギングはボーダーラインです。普段からランニングのトレーニングをしている人にとっては有酸素運動になりますが、そうでない人にとっては有酸素運動を超えて無酸素運動になります。ほとんど運動をしていない人は、いきなりジョギングをするのではなく、まずはウォーキングから始めて、強度を増していくのが良いようです。

水泳はどうでしょう？　水泳は健康な人にとってはとても良い運動です。ところが心臓病の人にとってはちょっと考えものです。心不全の人は、心臓の中の血液の圧が高くなっています。プールに入って水の圧が心臓にかかると、その中の血液の圧がさらに高くなるので、心不全でもともと心臓の中の圧が高い人は、心不全が悪化しかねません。お風呂に入るとき、「胸をお湯の中に入れてはダメ」とか「全身浴ではなく半身浴を」とかいうことを聞いたことがないですか？　これも同じ理屈です。心不全がある人は、全身浴により心臓に水の圧がかかると心臓の中の血液の圧が高くなって、心不全が悪化する可能性があるのです。

また水温も重要です。水温が低いと、不整脈や血圧上昇が起こる恐れがあります。これは自律神経のうち、血圧を上げる交感神経が刺激されるからです。心不全の人は、水泳は避けたほうがよいです。心不全以外の心臓病の人、例えば不整脈、狭心症、高血圧の人は、室温や水温が管理された条件のよいプールであれば問題ありません。

有酸素運動と無酸素運動の見分け方

それでは、最もお薦めのウォーキングですが、ウォーキングなら何でも有酸素運動といっていいのでしょうか? ウォーキングも、スピードによって全く運動にさえなっていなかったり、逆に有酸素運動を通り越して無酸素運動になったりします。ウォーキングも、有酸素運動となるちょうど良いスピードで歩くようにしてくださいね。

「ちょっ、ちょっと待ってください。ちょうどよいスピードって何?」

そうですよね、自分ではこれが有酸素運動で、ここからが無酸素運動なんてわかりようがありません。

有酸素運動と無酸素運動を見分けるヒントをお教えしましょう。

これには脈拍数が目安となります。最近では「心拍数ダイエット」なんていう言葉も耳にします。腕時計や万歩計などで脈拍数を測れるものもでています。これを使って脈拍数を測り、有酸素運動となる脈拍数の範囲で運動をすることができます。

最大心拍数と有酸素運動の心拍数

年齢	最大心拍数（／分）	最大心拍数の60〜80％（有酸素運動の心拍数）
20	200	120〜160
30	190	114〜152
35	185	111〜148
40	180	108〜144
45	175	105〜140
50	170	102〜136
55	165	99〜132
60	160	96〜128
65	155	93〜124
70	150	90〜120

ところで、心臓の拍動数を「心拍数」、手首の動脈などでとる脈の数を「脈拍数」といいます。第14章で説明したように、期外収縮などの不整脈があると脈が飛ぶことがあるので、「心拍数＝脈拍数」となりませんが、このような特殊な場合を除けば「心拍数＝脈拍数」と考えて大丈夫です。年齢ごとに最大心拍数（最大でこれくらいまで心拍数が増えることができる）というのが決まっています。最大心拍数は（２２０－年齢）で求めることができます。50歳の人は、（２２０－50＝１７０）から最大心拍数は１７０になります。その最大心拍数の60〜80％の心拍数の運動が有酸素運動となります

（181頁）。

60％以下だと有酸素運動にもなっていないので、害にはなりませんが益にもなりません。気分的にはリラックスできたりする効果は期待できますが、運動ということで言えば、言葉は悪いですが自己満足に過ぎません（自己満足も精神衛生上は重要でしょうが……）。逆に、80％を超えると無酸素運動の域に達するのでかえって体に害となります。表に、年齢ごとの最大心拍数、60〜80％の心拍数をまとめてみました。自分の有酸素運動の心拍数の範囲を知って、この範囲で運動するようにしましょう。

脈拍を測るものを持っていない、あるいは持っていても運動中にいちいち脈拍数を気にしないで気持ちよく運動したい、という人はどうしたらいいのでしょうか？　手軽にわかる目安もお教えしましょう。誰かと歩いているとしましょう。一人で歩いている時は「危ないやつ」と思われない程度なら独り言で構いません。普通に会話ができる程度がちょうどよい有酸素運動です。「会話どころか、俺は鼻歌まで歌えるぞ」なんて自慢する人がいるかもしれませんが、実はそれでは有酸素運動にもなっていません。その場合は、もう少し早く歩きましょう。一方で、パートナーとの会話で、単語は言えるけど文章は言えないのは、無酸素運動の域に入っています。例えば、「今日は天気が良くて、ウォーキング日和だね」というところを、「今日」「天気」「良いね」「ウォーキング」「日和」「だね」と途切れ途切れにしか言えないのは、明らかに無酸素運動の域に入っています。この場合は少しスピードを緩める必要があります。整理すると、「鼻歌＝運動不足」「文章＝有酸素運動」「単語＝無酸素運動」です。

有酸素運動をどのくらいすれば良いのか

このような有酸素運動をどのくらいしたら良いのでしょう？

1回45〜60分、週3〜5回するのが良いとされています。ほとんど運動したことがないという人は、まずはウォーキングで会話ができる程度、あるいは脈拍を測ることができるなら最大心拍数の60〜80％の脈拍数のスピードで、15分、週3回から始めて、少しずつ時間と頻度を増やしていき、理想的には1日1時間、週5回できるようにしたいですね。ただし本当に心臓の病気をもっている人は、主治医に相談してから始めるようにしましょう。

ご高齢の方で、膝が痛くてウォーキングができない、という方もいらっしゃるでしょう。その場合は水中ウォーキングがお薦めです。心臓を水中に入れない程度の水深でウォーキングをしましょう。

「万歩計で1日1万歩、歩くとよい」とよくいわれますね。これもよい目安です。ただし、だらだらと歩いていては、つまり鼻歌が歌える程度のスピードで歩いていては意味がないので、大股で少し速足で歩くようにしましょう。これもほとんど運動したことがない人が、「さあ今日から1万歩歩くぞ」というのでは無理があり、きっと長続きしません。まず、万歩計をつけて現状何歩くらい歩いているかを知り、この歩数を少しずつ増やして最終的に1万歩をめざしましょう。

ある病院でお医者さん、看護師さん、事務員さんに万歩計をつけてもらって1日何歩くらい歩くか調べたという面白いデータがあります。この中で、どの職種の人の歩数が多かったと思いますか？　看護師＞医師＞事務員の順番でした。看護師さんが圧倒的に多くて、1日平均3万歩を超えていました。かなり大きな病院での調査だったので、移動距離が長かったんだと思うのですが、それにしても1日平均3万歩以上というのは驚異的です。

僕は、サンフランシスコで学会があったとき、飛行機の関係で1日フリーとなりました。そこで、1日中サンフランシスコの街中を歩きまわっていたことがあります。ケーブルカーにも乗らず、足にまめができるほど歩きまわったのですが、それでも3万5千歩くらいでした。これに近い歩数を毎日、笑顔でこなしているのですから、看護師さんは偉大です。

妊婦の運動が先天性疾患を防ぐ

運動が、心臓病の予防だけでなく、認知症やうつ病にも効くと書きましたが、意外なことに心臓病にも効果があることが、動物を使った実験で示されています。心臓で先天的に起こる疾患を「先天性心疾患」といいます。おおよそ100出産に1例発生するとされています。もちろんその後の救命率は大きく違うのでしょうが、この出生割合は古今東西、すなわち日本でもアメリカでもアフリカでもほとんど変わりません。

先天的に起こる病気というと、「ダウン症候群」というのを聞いたことがある人も多いと思います。ダウン症候群は、高齢出産に伴って増えることが良く知られていますね。何も高齢出産で増えるのは、ダウン症候群に限りません。先天性疾患全般にいえることです。もちろん先天性心疾患も高齢出産によって増えます。

まだ動物実験の段階ですが、高齢の妊娠マウスに運動をさせると、先天性心疾患の発症率が、若い妊娠マウスと同じ程度まで減ることが明らかになりました。人でも同じであるかは、今後明らかにしなければいけないことですが、最近では「マタニティビクス」と呼んで妊婦さんの有酸素運動が盛んにおこなわれています。マタニティビクスは、1983年に医学会でスタートし、安全性もきちんと証明されているようです。女性の社会進出に伴って高齢出産が増えている現代では、妊婦さんの安全な運動を推進することも重要です。

第18章　心臓の薬と食べ合わせの良くない食事って何？

降圧薬とグレープフルーツ

最近、日本人の食に対する関心はとても高いものがあり、薬と食べ物の食べ合わせについても患者さんからよく訊かれます。その中でも最もよく出る質問が「血圧の薬を飲んでいる人はグレープフルーツが食べられないのですか？」です。答えは、ごく一部だけがYESとなります。

それでは、ごく一部とはどのような人なのでしょう？

血圧の薬には、最新の高血圧治療のガイドライン（2014年度）では第1選択薬が4タイプあり、さらにそれぞれに薬が10以上あるものもあるので、全体では50以上あります。ジェネリック薬を加えるとおそらく100近くになるのではないでしょうか？

この中で「カルシウム拮抗薬」と呼ばれるタイプの薬の、さらにその一部のものだけがグレープフルーツを食べることが問題となります。血圧の薬を飲んでいる人すべてがグレープフルーツが食べられないわけではありません。

グレープフルーツを食べると良くない薬でよく処方されるカルシウム拮抗薬は商品名で、ノルバスク、アムロジン、ペルジピン、バイミカード、バイロテンシン、アダラート、セパミット、ニバジール、コニール、カルスロット、カルブロックなどです。カルシウム拮抗薬は数がすごく多いので、これですべてを網羅しているわけではありません。また、このリストはジェネリック薬を含んでいません。

今では薬局から薬に関する情報が書かれた紙を受け取ると思います。これに「グレープフルーツを食べないように」と書かれていなければグレープフルーツを食べても問題ないはずですが、念のため降圧薬を服用している人は一度薬剤師さんあるいはお医者さんに聞いて確認しておくことをお薦めします。

それでは、このタイプの薬とグレープフルーツを食べ合わせると、どのような問題が起こるのでしょう？

また、どうして食べ合わせが良くないのでしょう？

グレープフルーツだけではない

薬を飲むと、一生効き続けるわけではなく、徐々に体の中で分解され、効き目がなくなり、体の外に排出されます。これを「薬の代謝」と呼びます。数時間で効かなくなる薬もあれば、丸1日中効き続けている薬もあります。例えば、1日3回飲む薬は、数時間しか効果がもたないので、次の薬を飲んで体の中の薬の量を補わなければなりません。1日に1回でいい薬は、24時間効果が持続する薬です。

このような薬の代謝は、肝臓か腎臓のどちらかの臓器、または両方の臓器で行われます。

肝臓で代謝される薬は、肝臓のタンパク質（「薬物代謝酵素」と呼ばれます）で代謝されて、「胆汁」と呼ばれる液体状の排泄物となり、一旦胆のうにため込まれます。胆のうから腸に排泄され、最終的には便となって体の外に排出されます。

腎臓で代謝される薬は、そのまま尿中に排泄されます。例えば、ビタミン剤を取ると尿が黄色になりますよね。これは、ビタミン剤が腎臓で代謝されて、尿中にそのまま出るからです。

肝臓が悪い人は、肝臓代謝の薬物が十分代謝されず、腎臓が悪い人は、腎臓代謝の薬物が十分代謝されず、それぞれ効果が強くなる場合があります。特に、腎臓が問題になることが多いようです。腎臓が悪い人は腎臓代謝の薬は避ける、あるいは用量を減らして投与する必要があります。具体例は第22章で説明します。

グレープフルーツと食べ合わせの話に戻って、問題となるカルシウム拮抗薬の一部の薬は肝臓にあるタンパク質（「CYP3A4」といいます）によって代謝されます。このタンパク質は、グレープフルーツに含まれる成分（「フラノクマリン」と呼ばれます）によってその働きが妨害されてしまいます。

つまり、グレープフルーツを食べると、血圧を下げる薬が代謝されずに効きすぎてしまうので、過度の血圧低下・頭痛・ふらつきなどの症状が出てしまいます。このタイプの薬は普通1日に1～3回服用しますが、グレープフルーツを食べると効果が3日から4日続いてしまいます。

グレープフルーツがなぜか有名なのですが、実はこのタンパク質を妨害する食べ物はグレープフルーツだけではありません。柑橘系に多く、ハッサク、夏みかん、ブンタン、ダイダイなどでも同じことが起こります。柑橘系はすべてダメというのであれば腹をくくって柑橘系はあきらめるのですが、そうでもなくてバレンシアオレンジ、デコポン、温州みかん、いよかんなどは問題とならないので未練が残ります。目安として皮の厚い柑橘系はダメとよくいわれていますが、いよかん、デコポンなどは皮が薄いとは言えないので素人判断はできません。もし柑橘系のフルーツが好きで好きでたまらないという人がいれば、何を食べても大丈夫なのか薬剤師さんに聞いて確認するのが良いでしょう。

納豆は食べられない？

他に食べ合わせに関する質問でよく聞かれるものに、「血液をサラサラにする薬を飲んでいると納豆は食べられないのですよね？」というものがあります。この答えもごく一部だけがＹＥＳです。商品名でワーファリン（最近ではジェネリックで「ワルファリンＫ」という名前でも発売されています）と呼ばれる薬だけが、納豆を食べられない薬です。これ以外の薬は、血液をサラサラにするものでも納豆を食べてもなんら問題ありません。

以前は、心房細動の脳梗塞予防に使える薬はワーファリンしかなかったので、心房細動の患者さんにはどんなに好きでも納豆を食べるのを我慢してもらうより仕方がありませんでした。ところが、最近では数種類ワーファリンの代わりになる薬が出ており（第

15章で説明したDOACです)、これらは納豆を食べても全く問題になりません。ワーファリンを飲んでいて、どうしても納豆が食べたいという方はお医者さんに相談して薬を変更できないか聞いてみてはどうでしょうか?

それでは、ワーファリンを飲んでいるとなぜ納豆が食べられないのでしょう? グレープフルーツの場合と同じように、納豆がワーファリンを代謝するタンパク質を抑制するのでしょうか?

実は少し理由が違います。血液が固まるときには、「凝固因子」と呼ばれるタンパク質が働くことは、すでにご説明しました。12個ある凝固因子がドミノ倒しのように活性化されていき、最終的に血液の塊「血栓」となります。ワーファリンは12個ある凝固因子のいずれかの働きを抑えます。血液をサラサラにする薬は12個の4つの、ある共通の特徴をもった凝固因子の働きを抑えます。この4つの凝固因子に共通した特徴とは、これらが働くためにはビタミンKが必要だということです。

ビタミンKが体の中に過剰にあると、この4つの凝固因子の働きが強いので、ワーファリンによりこれらを抑えることが困難になる、すなわちワーファリンが効きにくくなります。逆にビタミンKが不足するとこの4つの凝固因子の働きが弱いので、少しのワーファリンで十分な効果がでます。

ビタミンKは食事から

ビタミンには、体の中で作れるものと作れないものがあります。ビタミンKは体の中で作れないビタミンの代表選手です。必要なビタミンは食事から摂取することになります。したがって、ワーファリンは食事の内容によって作用の強弱が影響を受けます。ビタミンKの多い食事をするとワーファリンの効きが悪くなります。食事から摂取するビタミンKが欠乏するとワーファリンの効きが過剰となることが予想されるのですが、ふつうの食事をしている限りはビタミンKが不足するということはありません。

ただしインフルエンザにかかって、数日間まともな食事ができなかったり、夏バテでちょっと食欲が落ちただけで、ビタミンK不足となり、ワーファリンの作用が過剰となって、ワーファリンを処方した医者として冷や汗をかくことがあります。ワーファリンを服用されている方で、食欲が落ちている時は、注意しましょう。

ところで、このビタミンKを豊富に含んでいる食事の代表が納豆です。ワーファリン服用者が納豆を食べると、ワーファリンの効きが悪くなります。

ワーファリンは少し厄介なところがある薬で、ワーファリンのちょうどよい量というのは非常に狭い範囲にあります（第21章参照）。また、この狭い範囲というのが人によってまちまちです。ワーファリンの量がこの範囲よりも多くなると出血による副作用が問題となります。

一方で、この範囲よりも少なくなるとワーファリンを飲んでいない時より血栓ができやすくなります。中途半端な治療はかえって害になるのです。ですので、ワーファリンの量が過剰とならないためにも、また不足とならないためにも、食事からのビタミンKの摂取の影響を受けたくありません。そんなわけで、「納豆は食べてはいけませんよ」ということになります。

ビタミンKを多く含み、ワーファリン服用者が食べてはいけない食事も他にもあります。表に非乾燥食品（普通の食品ですね）と乾燥食品に分けて、ビタミンKが含まれる量が多いベスト5を示します（195頁）。

非乾燥食品ではクロレラと呼ばれる成分を含む緑黄色野菜が数多く含まれます。心臓が悪い人には野菜の多い食事を推奨するので、これは医者にとっても頭の痛い問題です。この表にはありませんが、健康を気にする人が愛飲する青汁もビタミンKを豊富に含み

ビタミンKを多く含む食事

非乾燥食品（普通の食品）		乾燥食品	
種類	ビタミンKの量（μg／100g）	種類	ビタミンKの量（μg／100g）
ひきわり納豆	930	抹茶	2900
パセリ	850	カットわかめ	1600
しそ	690	煎茶の茶葉	1400
モロヘイヤ	640	わかめ	660
納豆	600	味付け海苔	650

ます。心臓が悪い人に緑黄色野菜は食べてはいけませんよとは言いづらいので、食べ過ぎないこと、毎日同じ程度を食べることの２つの条件を付けて少しは食べてもよいですよ、とお話しすることが多いようです。

骨粗鬆症とビタミンK

ところで「普通の食事をしているとビタミンKが不足することはありませんよ」と説明しました。ところが、ビタミンKに限らずビタミンは体の中には微量しかないことを特徴とします。

納豆をはじめとするビタミンKを含む食事を控えて普通ではない食事をしていると、さすがに少しビタミンKが足りないという状態になることがあります。

ビタミンKは血液を固めるのに必要であるとともに、骨の形成にも関係します。骨を作るのにも重要なビタミンというと、ビタミンDが有名だと思いますが、ビタミンKも重要でこれが不足すると骨粗鬆症になりやすくなります。骨粗鬆症の薬にビタミンKがあるくらいです。

心房細動が高齢者に多い不整脈だったことから、ワーファリンの服用が必要な人は、圧倒的に高齢者が多いです。高齢者は骨粗鬆症を起こしやすいのに、骨形成に必要なビタミンKの摂取を控えるようにと指導するのも、医者にとってはちょっと悩ましいところです。

ニトログリセリンとアルコール

薬と食べ合わせに関してもう1つ紹介します。ニトログリセリンは、狭心症の特効薬です。冠動脈を拡張して、心臓の筋肉への血液の供給を増やすことで狭心症を改善します。ただし、冠動脈だけでなく全身の血圧も低下させるので、低血圧や頭の血管の拡張による頭痛などの副作用を起こすことがあります。お酒も血管を拡張する作用があるどころか、かなり強く血管を拡げます。そのため、ニトログリセリンとお酒を一緒に取ると、これらの副作用が増強されることがあります。

ところで、ニトログリセリンとお酒を同時に取るなんてことがあるのでしょうか？

狭心症が起こってニトログリセリンを飲んでから、それが効いている15分の間に「さあ狭心症も治まったし、心置きなく飲めるぞ」なんて豪傑はまずいないでしょう。しかし、飲酒しているときに狭心症が起こって慌ててニトログリセリンを服用するということは十分起こりうる状況です。具合が悪いことに、第7章で説明したようにお酒を飲める人はニトログリセリンの効きが良いので、お酒がニトログリセリンの副作用を増強するような事態は起きやすいのです。ニトログリセリンは、急激な血圧低下が問題となるので、決して立って服用しないようにと説明しましたが、飲酒している場合には、もともと足元がおぼつかないこともあるので、特に要注意です。

第19章　肉を食べると長生きできる、長生きできない、どっちがホント？

カルニチン論争

第18章に続いて食に関係するテーマです。2013年1月に主張が真逆の2冊の本が出版されました。1冊は「長生きしたけりゃ肉は食べるな」（若杉友子／幻冬舎）という本で、もう1冊は「肉を食べる人は長生きする」（柴田博／PHP研究所）という本です。

一体どちらがホントなのでしょうか？

答えはどちらもホントです。人によって、肉を食べると長生きができる人と、肉を食べると長生きできない人がいるのです。

「それじゃ、私はどっちのタイプなの？」と知りたくなりますね。

２０１１年に発表されたある研究をきっかけに、アメリカで牛肉業界を巻き込み、一般紙でも連日特集が組まれる騒ぎとなった「カルニチン論争」から話を始めましょう。「カルニチン」といわれてもピンとこない人が多いでしょう。カルニチンはアミノ酸から産生されるビタミンに類似した物質で、牛肉に豊富に含まれます。

菜食主義者を「ベジタリアン」ということは知っている人も多いでしょう。ところが、主に肉を食べる人を何と呼ぶか知っている人は少ないと思います。ライオンやトラのような肉食動物のことを「カルニボア」といいますが、これを流用して肉を多く食べる人のこともカルニボアと呼びます（「リオのカーニバル」のカーニバルも「謝肉祭」からきていて、同じ語源のようです）。

この名前がカルニチンから来ていることからもわかるように、カルニチンは肉を代表する栄養素なのです。

２０１１年に発表された研究では、このカルニチンが動脈硬化の原因となるとの結論でした。アメリカの主要産業である牛肉業界は、牛肉の主要栄養素カルニチンが心臓病に悪いと発表されたわけですから、黙っているわけにはいきませんでした。

しかし、それだけでニューヨークタイムズなど、複数の一般紙で大々的に特集されるほどの大論争に発展するものでしょうか？

これには別の重大な理由が隠されていました。アメリカで、心臓病の人に循環器医が最も多く処方するサプリメントがカルニチンだったのです。心臓病の人が、体に良いといわれて医者から処方されて患者さんがせっせと摂取していたサプリメントが心臓病に悪いと発表されたのですから、これはさすがに大問題でしょう。

アメリカの循環器のお医者さんは、長年間違った処方を続けていたのでしょうか？

実は、人によってカルニチンが循環器疾患を予防してくれる人と、逆に循環器疾患に悪影響を及ぼす人がいるのです。この論文をきっかけに肉食あるいはカルニチンが体に良い人と悪い人を分けているものが何かを調べる研究が行われました。その結果、鍵を握っているのが「腸内細菌フローラ（腸内にある細菌の集団）」であることが明らかとなりました。

腸内細菌フローラにも型がある

腸内細菌フローラも最近皆さんの関心が高いトピックです。

コレステロールの善玉・悪玉ではないですが、腸内細菌フローラにも善玉菌、悪玉菌という考え方があって、「うちのヨーグルトは善玉菌何パーセント増やします」なんていうコマーシャルをよく見かけます。

腸内細菌フローラにも、ABO血液型と同じように型があります。腸のことをエンテロということから、これを「エンテロタイプ」と呼びます。エンテロタイプには1型、2型、3型の3つの型があります。

エンテロタイプ1型は肉食中心のアメリカ人や中国人に多いとされます。エンテロタイプ2型は、食物繊維が多く動物性タンパク質の少ない食事をとる中南米やアフリカ人に多いとされます。エンテロタイプ3型は、炭水化物中心の日本人やスウェーデン人に多いとされます。

ABO血液型はお母さんのおなかの中にいるときから決まっており、一生変わることがありません。当然ですよね。若いころはA型だったけど、年取ってから0型になった、なんて聞いたことがありません。

これに対して、エンテロタイプは比較的容易に変化します。例えば菜食主義者が毎日3食肉食を続けると、1～2週間でエンテロタイプが1型に変わります。肉食中心の生活をしていると、肉の栄養素の代表カルニチンを栄養とする細菌が増えてきます。

これは動物の生活圏（habitat）を考えてみるとわかりやすいかもしれません。ユーカリを餌にするコアラは、ユーカリの多いオーストラリアに棲息します。ユーカリの木が伐採されるとコアラが生息できなくなり、ユーカリの生えている別の場所に移り住みます。同じように、カルニチンを餌にする細菌はカルニチンを多く摂取する人の腸内に好んで住みつき、カルニチンの摂取がなくなると途端にいなくなります。

カルニチンを栄養として摂取した細菌が代謝物として排泄する「トリメチルアミン」と呼ばれる物質があります。この物質が動脈硬化の原因となるのです。すなわち、エンテロタイプ1型でカルニチンを栄養素にする細菌が腸内に豊富にいる人にとっては「長生きしたければカルニチン、すなわち肉は食べるな」となり、エンテロタイプ2型・3型の人にとっては「カルニチン、すなわち肉を食べる人は長生きする」となるのです。

腸内細菌フローラの遺伝子検査キット

それでは、自分のエンテロタイプがどのタイプかはどうしたらわかるのでしょう？

この頃は、細菌の遺伝子を調べることにより、どのような細菌がいるのかを調べることが比較的簡単にできるようになってきました。Ａｍａｚｏｎや楽天などで検査キットを購入することさえできます。

検査キットといっても、自分で検査するわけではなく、郵送タイプの検査キットです。採便器を使って自分の便を採取し、検査機関へ送付して結果を待つというものです。値段はだいたい1万円から2万円となっています。また病院でも検査をすることができます。まだ健康保険の適用外で100%実費なので、値段は少し高くなり3万円~8万円です。病院における検査は高いなりのメリットもあり、郵送タイプの検査キットと違って、検査結果に対する医師の指導を受けられます。

ただし、腸内細菌フローラと病気や体の状態の関係に関する情報は、まだ明らかになりつつある段階で、確定的に言えるものは少ないようです。近い将来にはもっと情報が集まって、腸内細菌フローラの検査が一般的に行われるようになり、これを参考にした食事指導などが行われる時代が来るかもしれませんが、現段階ではまだそこまで到達していません。

それでは、腸内細菌フローラの検査をしないで自分たちにできることはないのでしょうか?

肉は栄養価としてはとても優れた食事なので、一定程度は摂取することが望ましいとされています。

ただ、肉食を続けていると肉に含まれるカルニチンを栄養とする細菌が増えて困った状態になるので、肉はほどほどに食べましょう。

「なあんだ、そんなこといまさら言われなくたってわかっているよ」といわれてしまいそうですが、これが現状です。

蚊に刺されやすい人の細菌フローラ

ところで、心臓病からは少し外れてしまいますが、細菌フローラに関して分かった面白い話を紹介します。今アメリカを中心に、「ヒトマイクロバイオーム計画 human microbiome project」という計画が行われています。マイクロバイオームとは、ある場所に住む細菌集団の全体のことで、細菌フローラとほぼ同じ意味だと考えてもらって差し支えありません。ヒトの様々な場所の細菌フローラのタイプを調べようというものです。まだ研究途中ですが、このプロジェクトからいろいろ面白いことが分かりつつあります。

みんなでＢＢＱなどに行った場面を想像してみてください。虫よけスプレーをいっぱい使ってもあちこち蚊に刺される人もいれば、全く何も対策をしていなくてもほとんど蚊に刺されない人もいますよね。このような人たちの皮膚の細菌フローラを調べると、蚊に刺されやすい人の細菌フローラには、ある特定の細菌が多く棲みついていることが明らかになりました。その細菌が代謝して排泄する物を蚊が好み、その人に集まってくることが分かったのです。

腸内細菌フローラに限らず、様々な場所の細菌フローラから健康と病気に関する新しい展開が見えてきそうです。

第20章　妊娠中のダイエットが子供の心臓病を増やすってホント？

オランダ飢饉1944～45年

第16章で、妊娠に伴う妊婦の死亡原因の第1位は大量出血とお伝えしました。

今、妊婦の死亡原因の隠れ1位なのではといわれているのが、妊娠高血圧症候群（以前は「妊娠中毒症」といわれていました）に伴う脳出血です（「出血」という言葉はついていても、胎盤の剝離などによる大出血とは全く別物です）。

妊婦さん自身でわかる妊娠中毒症の兆候が体重増加なので、以前妊婦さんは「体重を増やさないように！」と口を酸っぱくしていわれていました。ところが最近では、「妊娠しても太るのは嫌」ということで、「ウソッ、妊娠してたの?!」なんて驚くようにスリムな妊婦さんもいらっしゃいます。最近、妊娠中のやせすぎは、妊婦さんよりも胎児に（「胎児の将来に」？）良くないことが分かってきています。

妊娠中の低体重が良くないことが分かったのは、「Dutch famine of 1944－45」と呼ばれる出来事がきっかけです。Dutch はオランダ、famine は飢饉の英語、1944－45 は1944～45年のことです。日本語に直すと、「オランダ飢饉1944～45年」となるのでしょうか？

1944～45年、第2次世界大戦の終わり近くのことです。ナチス軍がオランダに侵攻し、オランダ西部への食糧の輸送ルートが寸断されてしまいました。悪いことは重なるもので、1944年の冬、ヨーロッパを大寒波が襲い、大飢饉となりました。大柄なオランダ人はそれまで1日約3500kcalの食事をしていましたが、その冬は1日500kcal程度に激減したそうです。いつもの7分の1です。

やがて第2次世界大戦も終わり、ベルリンの壁も崩壊し、オランダ飢饉から50年後の20世紀後半に、長期にわたる食糧不足が人間の健康に与える影響を調べようということで、「Dutch famine of 1944－45」というプロジェクトがヨーロッパで行われました。

そこで分かったことの1つが、1944～45年にお母さんのお腹の中にいた人が中年になった時、肥満・心筋梗塞・脳梗塞・糖尿病・高血圧などの、いわゆる生活習慣病の発症率が極めて高かったということでした。

　これを契機に「エピゲノム」という現象が注目されるようになりました。「エピ」は「〜の外」という意味の接頭語で、ゲノムは「遺伝情報全体」です。

　お母さんやお父さんから子供に受け継がれるのは、ＡＴＧＣの暗号でコード化されている遺伝情報だと考えられていました。しかし、Dutch famine of 1944 - 45によりそれ以外にも受け継がれるものがあることが分かり、これを「エピゲノム」というようになりました。すなわち、エピゲノムはゲノムによらないで親から子供に受け継がれるもの、という意味です。ゲノムによらないとは言いましたが、正確にはＡＴＧＣの暗号にはよらないでという意味で、ゲノムとは間接的にではありますが関係します。

　ゲノムのＡＴＧＣの４つのコードの中で、Ｇのコードに化学的な修飾が加えられるとゲノム情報が一時的に書き換えられます。１つの細胞が２つの細胞に分裂しても、このエピゲノム情報は受け継がれます。したがって、一度ある細胞がエピゲノム情報で書き換えられるとこの情報は体の中で長い間維持され、場合によっては自分の世代の間はずっと、すなわち生涯、維持されるものもあります。

　ところが卵子と精子が受精した受精卵では、エピゲノム情報は一旦リセットされて、元の何も修飾されていないまっさらな状態に戻ります。すなわち、エピゲノム情報は原則としては親から子供、すなわち世代を超えては受け継がれないのです。親から子に受け継がれるゲノム情報は「親の因果が子に報い型」の遺伝様式、自分の世代の間は受け継がれるが子供には受け継がれないエピゲノム情報は第16代アメリカ大統領アブラハム・リンカーンの名言にちなんで「自分の顔に責任を持て型」の遺伝様式といわれることもあります。

ゲノムが書き換えられやすい時期

卵子と精子が受精した時、リセットされてまっさらな状態に戻ったゲノムはその後どうなるのでしょう。

周囲の環境、食事や運動不足などの生活習慣の影響を受けて、ゲノム情報が書き換えられていきます。生活習慣病といわれるのは、このようなゲノム情報が書き換えられるエピゲノム情報が原因で起こるので、「エピゲノム病」とも呼ばれることもあります。一生のうちでこの書き換えが起こりやすい時期が決まっていて、これを「臨界期」といいます。臨界期は、卵子と精子が受精しエピゲノム情報がリセットされた直後、すなわちお母さんのお腹の中にいる時期、特に妊娠初期です。

この臨界期に栄養不足という環境になると、胎児は生き延びるために摂取した少ないカロリーを効率よく体の中にため込むことができるようにゲノム情報を書き換えていきます。これによって、何とか栄養不足を乗り越えるのです。この時期は良いのですが、この情報が一生ついて回ることになります（エピゲノム情報のうちこの臨界期に書き換えられたものは、特に一生継続することが多いようです）。

すると、中年期に差しかかって、他の人と同じだけカロリーをとっても、余分に体に脂肪としてため込むようにゲノムが書き換えられているので、肥満になり、糖尿病になってしまいます。また、脂肪が血管壁にたまると動脈硬化を起こすので、動脈硬化が原因で起こる脳梗塞・心筋梗塞などの発症頻度が増えてしまいます。戦後の栄養不足の時代にベビーブーマーとして生まれた団塊の世代の方々に生活習慣病が多いのも、エピゲノムの影響なのかもしれません。

妊娠中のお母さんは、まだ見ぬ我が子の将来を頭に思い浮かべて過度のダイエットは慎みましょう。

父親のエピゲノム情報が受け継がれる

お母さんは、「妊娠・出産・育児と大変な思いをする上に、妊娠中の食事まで子供のことを考えてしなくてはいけないのに、お父さんは種を蒔いただけで後は好き勝手に飲み食いできるなんて不公平！」という不満が女性から聞こえてきそうです。

実は、そんなに男女不平等にはできていません。エピゲノム情報は原則的に世代を超えて親から子供には受け継がれません、と説明しましたが、原則には常に例外がつきものです。エピゲノム情報でも、例外的に親のエピゲノム情報がそのまま子供に受け継がれることがあります。これが、なぜか父親のエピゲノム情報が受け継がれます。これを「父親効果」と呼びます。

お父さんが若いころから不摂生な生活をし、生活習慣病になりやすいようにゲノム情報が書き換えられていると、それがそのまま子供に受け継がれてしまいます。女性は妊娠した時に食事に気をつけなくてはいけませんが、男性は将来子供をもつつもりがあるなら、若いころから常に品行方正な生活を心がけておく必要があるのです。もしかしたら、男性の方が制約が大きいかもしれません。

ところで、妊娠初期はエピゲノム情報による書き換えの臨界期であることを説明しました。大人になってからもエピゲノム情報による書き換えは起きるのでしょうか？

もちろん起きることは起きますが、妊娠初期ほど簡単ではありません。少なくとも2つの条件が成立しないと書き換えは起こりません。1つは「生活習慣に劇的な変化が起きること」、もう1つは「変化した後の生活習慣が一定期間続くこと」です。

これを聞いて思い出したエピソードがあります。数年前の小学校の同窓会での出来事です。小学校の時隣の席だった女の子（もう中年の女性ですね）が、「古川君、心臓のお医者さんになったの？　主人のことで相談したいことがあるんだけど」というので話を聞いてみると、ご主人が太っていて、心臓の冠動脈の手術をしなくちゃいけないというのです。

「主人が太っているのは私に責任があるの。結婚するまではスリムだったのに、結婚しておいしい料理を一生懸命作っていたらどんどん太って……」ということで、「なんだ、おのろけ話か」と思って聞いていたのですが、ふとこれこそエピゲノム情報ではないかとひらめきました。

20代の男の人は、結婚するまでは仕事が忙しくて夕食は職場でカップラーメン、なんていう粗末な食事をしている人も少なくありません。結婚して奥さんが張り切って豪華な食事を作るようになると、生活習慣の変化は劇的です。すなわち、条件1は満たされていることになります。しかも、早々に愛想をつかされて食事の手抜きをされない限り、この変化は一定期間続きます。条件2もしっかり満たされることになります。

この時のエピゲノム変化は都合が悪いことに、「美味しいものをいっぱい食べていると、なまはんかな美味しいものでは満足しない」というように書き換えられてしまいます。すなわち、グルメになるように書き換えられてしまうのです。

さらに都合が悪いことに、このエピゲノム変化が起こるころは、新婚ということで子供を設けやすい時期でもあります。このエピゲノム変化が、子供に引き継がれてしまうので、子供もグルメとなってしまいます。結婚直後の男の人は、食事を食べ過ぎないように注意する必要があります、いや、奥さんが張り切って豪華な食事を作りすぎないように注意する必要がある、でしょうか？

第21章　心臓の薬で知っておきたい副作用って何？

薬はリスク？

患者さんに薬を出したときに最もよく聞かれるのが「この薬には副作用はありませんか？」という質問です。

残念ながら副作用の全くない薬はこの世にはまず存在しません。「薬はリスク？」（宮坂信之／法研）なんて本も出ているくらいです。ただし、副作用が起こる頻度は普通1％にも満ちません。抗がん剤のように、かなりの確率で脱毛や吐き気が起こるけれども、抗がん作用の方が重要だから認可されているという特殊なケースもあります。

また、副作用がそれほど重篤でなく、薬の作用のメリットが大きい場合は、20～30％の副作用があっても認可されているものもあります。しかし、このような例外を除いて、副作用が5％も10％もある薬を厚生労働省が認可するわけがありません。

知っておきたい心臓薬の副作用

薬のタイプ	商品名	副作用
ACE 阻害薬	カプトリル、カプトリル－R、レニベース、セタプリル、アデカット、インヒベース、ロンゲス、ゼストリル、チバセン、タナトリル、エースコール、コナン、オドリック、プレラン、コバシル他	空咳
スタチン	メバロチン、リポバス、ローコール、リピトール、リバロ、クレストール他	筋障害
Ic 群抗不整脈薬	プロノン、タンボコール、サンリズム他	不整脈
Ia 群抗不整脈薬	アミサリン、リスモダン、ノルペース、キニジン、アジマリン、シベノール、ピメノール他	不整脈
カルシウム拮抗薬	ノルバスク、アムロジン、ランデル、アテレック、シナロング、ペルジピン、ニコデール、バイミカード、バイロテンシン、アダラート、ヘルラート、セパミット、ニバジール、コニール、カルスロット、ヘルベッサー、ベラパミル他	心不全 消化器症状（胸やけ、便秘など）
アスピリン	アスピリン、バファリン他	胃潰瘍、喘息
ジギタリス	ジギトキシン、ジゴキシン、ジゴシン、ラニラピッド、ジギラノゲン他	不整脈
ワルファリン	ワーファリン、ワルファリンカリウム他	出血

心臓薬の副作用のごく一部だけを取り上げています。
複数の成分を含む配合剤は含まれていないことにもご注意ください。

ところが、「薬の副作用はありますが頻度は低いですよ、全体でみると1％以下しかありませんよ」といくら力説しても、副作用が起こった人にとっては「副作用は100％」ということになってしまいます。そこで、心臓の薬で頻度の高い副作用、影響が大で知っておいたほうが良い副作用をいくつか取り上げて説明します（表）。

本章では心臓薬の副作用のごく一部だけしか取り上げていません。この他にも多くの副作用があることはご理解ください。

医者が薬の本を見るのはなぜか

まずは、頻度の高い副作用です。高血圧や心不全の時に処方される「ACE阻害薬」と呼ばれる種類の薬があります。

皆さんが目にする商品名では、カプトリル、カプトリル-R、レニベース、セタプリル、アデカット、インヒベース、ロンゲス、ゼストリル、チバセン、タナトリル、エースコール、コナン、オドリック、プレラン、コバシルなどです。すごい数ですね。

時々お医者さんに行って別のお医者さんから出されている薬の名前をいうと、お医者さんが薬の本を見始めてどんな薬か探すことがありませんか? 患者さんから見ると「なんて頼りないお医者さんなんだろう」ということになるのかもしれません。でも、右にあげたものだけでなくジェネリックの薬もあるし、もちろん自分の専門外の心臓病以外の薬も処方されます。羽生善治棋士(最近では藤井聡太四段でしょうか?)みたいなスーパー記憶力を持っていない限り、すべてを把握するなんて不可能です。

日本で医師免許を登録している医師は約31万人いるそうですが、その中に、そんな記憶力を持ったお医者さんはいったい何人いるのでしょう？　どんなに多く見積もったとしても、両手で足りるくらいか、あるいはまったくいないのではないでしょうか。そんな記憶力をもっていたら、将棋や囲碁の棋士か、林修先生みたいにクイズ王になって芸能界に進出しているか、何か記憶力が大きくものをいう別の仕事についていそうなものです。

ふつうのお医者さんは知らない薬に出会わない、なんてことはあり得ないのです。このごく当たり前の「知らない名前の薬に出会う」という状況が起きたとき、問題となるのは知ったかぶりをするお医者さんのほうです。間違えないためにもきちんと本で確認するお医者さんは、実はかなり良心的なお医者さんなんだといえるのです。ご自分がかかっているお医者さんが薬の本をめくりだしたら、「私の先生は頼りないな」と思わないで、「ああ、よいお医者さんに出会ったな」とポジティブにとらえるようにしてみてはどうでしょうか？

ACE阻害薬と空咳

ところでずいぶん横道にそれてしまいましたが、このACE阻害薬は20〜30%の頻度で空咳が出ます。空咳とは、咳は出るけど痰を伴わないものです。空咳では実際に肺や気管支に障害が起こるわけではなく、中止すると何もなかったかのようにもとに戻るので、重篤でないとして20〜30%の副作用があっても認可されています。

気管支は反射的に咳を出す「咳嗽反射中枢」と呼ばれる装置を備えています。これは、間違って異物を飲み込んだら、咳をして、これが気管支や肺に入らないようにするための防衛機能なのです。ご高齢の方はこの防衛機構の働きが弱くなってしまうので、「誤嚥性肺炎」にかかりやすくなってしまうのです。

ACE阻害薬は、副作用としてですが、この咳嗽反射中枢を敏感にする作用があります。ご高齢の高血圧患者で誤嚥性肺炎のリスクが高い人では、高血圧の薬を選択する時、事情が許せばこのタイプの薬を選択することが推奨されているほどです。

それでは、ACE阻害薬を飲み始めて空咳が出たら、薬を中止して他の薬に変えなくてはいけないのでしょうか？　重要ではない副作用とはいえ20〜30%の空咳があるにもかかわらず認可が下りたことから、薬の作用のメリットがかなり大きいことが想像されます。できたら継続したい薬です。

通常2～3か月で、空咳は薬を服用し続けていても自然となくなることが、しばしば見受けられます。ですので、日常生活に困るほどの空咳でなければ、しばらく我慢してもらって処方を続けることが一般的です。


「動脈硬化のペニシリン」


コレステロール、特に悪玉コレステロール（LDLコレステロール）を下げる薬に「スタチン」と呼ばれるタイプの薬があります。またちょっと話が横道にそれますが、「これまでに世界で最も人命を救ってきた薬は何？」という質問が医者の間で交わされることがときどきあります。

きちんとした統計はないので各自が勝手なことをいいますが、圧倒的に多く挙がる名前が「ペニシリン」です。あのアレキサンダー・フレミング博士がアオカビから見つけた抗生物質ですね。

スタチンはこのペニシリンにちなんで、ニックネームとして「動脈硬化のペニシリン」と呼ばれています。脳梗塞や心筋梗塞などの動脈硬化を原因とする疾患では、ペニシリンに匹敵するほど人の命を救った薬、ということからこのように呼ばれているのです。

スタチンの中に商品名でメバロチンと呼ばれるものがあります。世界で毎日4000万もの人に処方され、一時期「世界で一番売れている薬」といわれていました。

このメバロチンは東京農工大名誉教授の遠藤章先生が世界で初めて見つけたスタチンです。

見つけたのは世界で初めてですが、紆余曲折があったようで発売は別のスタチンに先を越されて2番目になってしまいました。ここら辺の話は、興味がある人は遠藤先生ご自身が書かれた「新薬スタチンの発見」(遠藤章/岩波書店)を参考にしてください。

遠藤先生は、毎年のようにノーベル賞の候補に名前が挙がっています。また、2012年には日本人として初めて「全米発明家殿堂」入りをしています。同じ年に殿堂入りしたのは、あのアップルの創業者故スティーブ・ジョブズ氏であることから、スタチンがいかに優れた「発明」とみなされたかがわかります。

これらのことからも、発売は2番目になってしまったけれども、スタチンを世界で初めて発見したのは遠藤先生であることは世界が認めるところです。

このスタチンに分類される薬で皆さんが目にする商品名は、遠藤先生が発見したメバロチンの他に、リポバス、ローコール、リピトール、リバロ、クレストールがあります。

このタイプの薬では筋障害が副作用として有名です。このため、最近マスメディアで「飲み続けてはいけない薬」の1つとして大々的に取り上げられました。患者さんからも、ずいぶんスタチンを飲むのをやめたいといわれました。その理由の1つが、スタチンでは2〜7％に筋障害の副作用が起こることにあるようです。

筋障害といっても、それほど重篤にならないケースが大部分で、重症な「横紋筋融解症」と呼ばれる状態まで行くのは0・1％以下です。また、前記したように動脈硬化を原因とする疾患での効果は目覚ましいものがあり、この薬物も比較的高い副作用の頻度よりメリットの方がはるかに優るという理由から1％以上の副作用があるにもかかわらず認可された薬の1つです。

筋障害の症状で患者さんご自身が気づくことができるのは、「運動や肉体労働をしていないのに筋肉痛がする」「おしっこの色が褐色になる」「こむら返りを起こしやすくなった」の3つです。もし、このタイプの薬を処方されていて、これらの症状が出たらすぐに医師あるいは薬剤師に相談して下さい。

筋肉には、筋肉だけが特別にもっているＣＫ（「Creatine Kinase クレアチン・キナーゼ」の略）というタンパク質があります。筋障害がおこると、このＣＫというタンパク質が筋肉中から血液の中に流れ出るので、血液検査によるＣＫ上昇で容易に見分けることができます。ＣＫの値によって、筋障害が出ているのか、出ていても軽度でこのままスタチンを服用してもよいのか、コレステロールが高いことはあきらめてスタチンを中止しなくてはいけないのかを判断することもできます。スタチンの薬効は目覚ましいものがあるので、その副作用を知って賢く服用するようにしましょう。

抗不整脈薬が不整脈を起こす

ＣＡＳＴ研究と呼ばれる大規模臨床試験で、ある種の不整脈を抑える薬が、かえって不整脈を起こすことがあると第14章で説明しました。

不整脈の薬は複雑で、医者でもなかなか扱いに困る薬です。不整脈の薬は４つのグループに分けられます。それぞれⅠ群薬、Ⅱ群薬、Ⅲ群薬、Ⅳ群薬と呼びます。Ⅰ群薬はさらにIa群、Ib群、Ic群の３つに分けられます。

ＣＡＳＴ研究で問題となったのはIc群の薬です。そこで、ＣＡＳＴ研究を境にして、

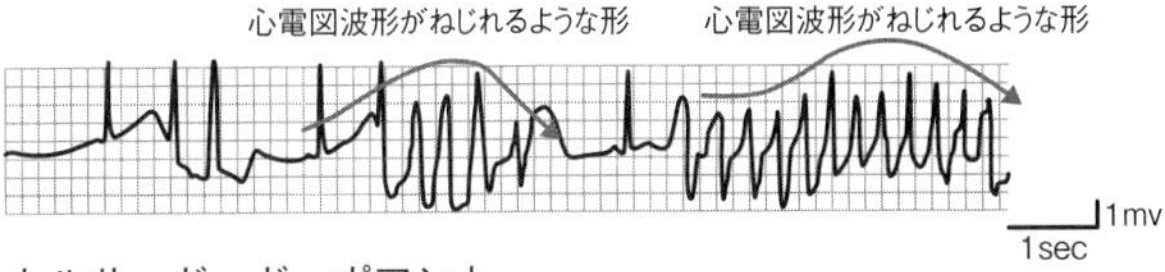

トルサード・ド・ポアント

不整脈を治療する薬はIc群薬からIa群薬が主体となりました。商品名では、アミサリン、リスモダン、ノルペース、キニジン、アジマリン、シベノール、ピメノールと呼ばれる薬です。ところが、これらの薬ではCAST研究で問題となった不整脈とはまた別のタイプの不整脈が起こりやすくなることが分かりました。不整脈を抑える薬がまたまた不整脈を起こりやすくしてしまったのです。

この不整脈は「トルサード・ド・ポアント」と呼ばれます（図上）。何やらわけのわからない名前ですね。これはフランス語で、日本語に翻訳すると「軸がねじれる」という意味になります。図はトルサード・ド・ポアントの心電図なのですが、心電図の波形がねじれるような形をしていることから、このような名前がついています。

このタイプの不整脈は多くの場合数秒間で自動的に停止するので、気が遠くなりそうになった、あるいは一瞬気を失った、という症状を示しますが、これが収まると元に戻ります。ただし、稀にではありますが、突然死をひきおこすことがあるので、油断がなりません。実はこのタイプの薬物性不整脈は少し頻度は少なくなるのですが、抗不整脈薬だけでなくアレルギーの薬、抗生物質、コレステロールを下げる薬など、多くの種類の薬でも見られます。

副作用の90%が女性に起こる

この副作用にはいくつか興味深い特徴があります。第1は、多くの場合女性に認められることです。実はこのタイプの薬に限らず副作用の多くが、男性よりも女性に多いことが知られています。

2014年のアメリカの統計では、なんと薬の副作用の90%が女性に起こるというセンセーショナルなデータが発表されています。当初は、女性の方が体が小さいので、男性と同じ量では多すぎて副作用が出やすいのでは、と考えられていましたが、それだけではないようです。

これには薬が作られてから発売されるまでの安全性を調べる手順が関係します。薬を発売する前に安全性を確認することは、第1次世界大戦後に始められました。その時、世界の主要国の専門家が集まって、安全性を確認する手順（これを「プロトコール」といいます）を作成しました。このプロトコールでは、人での安全性の検査、すなわち臨床治験は男性で行うこと、と決まりました。

これは、女性ではまだ判明していないけれども妊娠初期段階にある可能性があり、妊娠初期の胎児は特に薬によって奇形などの副作用が出やすく、胎児に副作用が出ると悲惨な状態になるという理由で避けられたのです。

この典型的な例が「サリドマイド」です。少しご年配の方であれば、サリドマイドという名前の薬を聞いたことがあるかもしれません。睡眠薬で、「妊婦や小児が安心して飲める安全無害な薬」という触れ込みで世にでた薬です。妊婦は睡眠障害が起こることが少なくありませんが、服用できる睡眠薬がなかったのです。そこにこのような触れ込みで発売されたので、多くの妊婦さんがサリドマイドに飛びつきました。

その結果、サリドマイドを服用した妊婦さんから、多くの手が短い奇形児（「サリドマイド胎芽病」と呼ばれます）が生まれ、「サリドマイド事件」として社会的な大問題となりました。サリドマイドの副作用の患者は全国に1000人から1200人いると推定されています。

もちろん、臨床治験段階でもこのようなことは許されることではありませんが、もし臨床治験で1人でもこのような奇形児が生まれていれば発売は決して認可されなかったでしょう。女性で安全性を試験しないので、サリドマイドが認可を受けてしまい、1000人以上の被害者がでてしまう事態になったのです。

実はそれだけではありません。新薬を開発する時、人で薬の安全性を確かめる前に、動物で安全性が確かめられます。ここでも、以前はオスの動物だけを使って確かめていました。動物がそのような危険にさらされることも許されることではありませんが、もしサリドマイドが動物段階でのテストでメスでも確認されていたら、サリドマイド事件は起こらなかったかもしれません。

さらに、動物で薬の安全性を確かめる前に、細胞を使って安全性を確かめるのですが、なんとここでも、以前はオスの細胞だけを使って確かめられていました。すなわち、少し前まで薬は細胞レベル、動物レベル、人レベル、のすべてのレベルでオス／男性で確かめられ、メス／女性では確認されていないものが市場に出回っていたのです。

もちろん、市場に出てからも市販後調査という薬の効果や安全性の調査が進められます。これでは、発売前に行われる臨床治験と呼ばれるテストで確かめるよりも、はるかに大人数を対象として、安全性と効果が検証されます。この段階では、当然女性のデータも集められるので、発売後一定期間が経過した薬は、女性でもすでに安全性が確認された薬ということができます。

また、今では安全性は開発段階で細胞・動物はオス、メス両方使って確認しています。人では、まだ男性で確認していますが、女性での確認の必要性が主張されているので、今後は女性でも治験が行われるかもしれません。これらによって、薬の副作用の頻度も男女差がなくなることが期待されます。

胸やけ・便秘を起こす高血圧の薬

心臓をはじめとして、筋肉の収縮には細胞の中のカルシウムが必要です。カルシウム拮抗薬と呼ばれる薬は、主に高血圧の治療に使われます。カルシウム拮抗薬はものすごく数が多いのですが、主なものは商品名でノルバスク、アムロジン、ランデル、アテレック、シナロング、ペルジピン、ニコデール、バイミカード、バイロテンシン、アダラート、ヘルラート、セパミット、ニバジール、コニール、カルスロット、ヘルベッサー、ベラパミルなどです。カルシウム拮抗薬は細胞の膜にあるカルシウムを通す穴（これを「チャンネル」といいます）を、閉じる働きをしており、細胞がカルシウムを取り込むのを阻害します。

そのため、収縮にカルシウムが必要な心臓の筋肉の働きを悪くして、心不全を悪化させる危険性があります。高血圧を合併した心不全の時、高血圧の4種類の第1選択薬のうちの1つであるカルシウム拮抗薬はできるだけ使わず、他の3種類の降圧薬を使うようにします。

筋肉があるのは心臓だけではありません。足や手の筋肉ももちろんですが、消化管の筋肉も収縮するのにカルシウムを必要とします。カルシウム拮抗薬は、消化管でも筋肉の収縮を緩めます。そのため様々な消化器症状が副作用として現れることがあります。

1つは便秘です。消化管の収縮が弱くなって、便を肛門の方に押し出すことができなくなるのです。

また、胃には胃酸があって、消化を助けていることはご存知でしょう。酸性やアルカリ性を測る指標に、中学の理科や高校の化学で習ったpHというのがあったのを覚えていますか？　pH＝7が中性、pH7未満が酸性、pH7よりも大きければアルカリ性です。胃酸は、食後にはなんとpHが1まで下がるほど強力な酸性です。

胃の上にある食道の粘膜は酸に弱く、胃酸が逆流すると食道に炎症が起きて、胸やけなどの症状を起こします。これを「逆流性食道炎」といいます。

通常、食道と胃の間は括約筋と呼ばれる強い筋肉で締め付けられていて、胃酸が食道に逆流しないようになっています。高齢者では、この筋肉のしまりが悪くなって、逆流性食道炎になる人が増えます。このような人がカルシウム拮抗薬を飲むと、この括約筋の収縮がさらに弱められて、逆流性食道炎を悪化させる場合があります。

カルシウム拮抗薬をのみ始めてから、胸やけや便秘だけでなく、何らかの消化器症状が現れたら、カルシウム拮抗薬が原因かもしれないので、お医者さん、薬剤師さんに相談してみましょう。

頭痛薬バファリンが脳梗塞・心筋梗塞の予防に

アスピリン（商品名アスピリン、バファリンなど）と呼ばれる薬があります。頭痛薬として有名です（「頭痛にバファリン♪」のCM、聞いたことありますよね）。昔の薬は、植物や土壌などから抽出という方法で、有効な成分だけを取り出して作っていましたが、20世紀半ばごろから工場で、化学反応によって合成する製法が行われるようになりました。

化学反応は中学の理科や高校の化学で習った方も多いでしょう。例えば、硫化鉄（FeS）と塩酸（HCl）を混ぜると、温泉の臭いがする硫化水素（H_2S）が発生する時の、

$$FeS + 2HCl \rightarrow H_2S + FeCl_2$$

みたいな反応です。

バファリンは、世界で初めて、この化学合成という方法を使って作られた薬です。ドイツの製薬会社バイエル社で初めて化学合成されたので「バイエルアスピリン」とも呼ばれます。

少し前から、この頭痛薬と思われていたバファリンが、動脈における血栓、すなわち脳梗塞や心筋梗塞などの予防に有効であることが分かり、脳梗塞・心筋梗塞の予防として頻繁に使われます。このため、アスピリンも血液をサラサラにする薬と呼ばれています。

ワーファリンとの違いは、ワーファリンは静脈にできる血栓を予防するのに対して、

アスピリンは動脈にできる血栓を予防します。少用量が特に有効で、用量が増えるとかえって血栓ができやすくなることがあるといわれており、100㎎前後を1日1回飲むのが一般的です。

僕が研修医をしていたころは、アスピリンの100㎎錠がなくて、1錠が325㎎でした。もともとが頭痛の薬で、頭痛の治療にはこのくらいの量が必要だったのです。小児用アスピリンがたまたま1錠115㎎だったので、当時はよくこれを代用として使っていました。

外来が忙しくて、つい説明を端折って「心筋梗塞（あるいは脳梗塞）を予防する薬を1つ足しておきますね」とだけいって小児用バファリンを処方すると、かなりの確率でその日のうちに患者さんから、次のようなクレームの電話がかかってきました。

「私は子供じゃないのに、なんで子供の薬を出すんだ！」

「心筋梗塞（あるいは脳梗塞）の予防にといって、なんで間違えて頭痛薬を出すんだ！」

忙しくても、新しい薬を処方する時はきちんと、患者さんには説明しないといけないな、と思い知らされた出来事です。

ところで、このアスピリンですが、副作用として胃潰瘍と喘息（これを「アスピリン喘息」といいます）を起こすことがよく知られています。アスピリンを服用して、胃の違和感や呼吸困難が現れたら、お医者さん・薬剤師さんに相談しましょう。

風邪薬で「ピリン系」と呼ばれる種類の薬にアレルギーがある人がいます。アスピリンも名前に「ピリン」がついているので、ピリン系の薬剤と思っている方が多くいらっしゃいます。アスピリンはピリン系ではないので、ピリン系がダメな人でも問題ありません。お間違えの無いように。

中毒を起こしやすい2つの薬

最後に2つの薬の副作用について説明をします。1つは一般名ジギタリス（商品名では、ジギトキシン、ジゴキシン、ジゴシン、ラニラピッド、ジギラノゲン）、もう1つは一般名ワルファリン（商品名はワーファリン、ワルファリン、ワルファリンカリウム）という薬です。ジギタリスは心不全の時に使い、ワルファリンは血液をサラサラにする薬で血栓症の予防に使われます。この2つの薬には共通点があります。

薬はどんな薬でも、効果を発揮する量（これを「有効用量」といいます）と副作用を示す量（これを「中毒用量」といいます）があります。薬は、有効用量の範囲内、中毒用量に達しない範囲で処方することになります。有効用量と中毒用量が離れている薬ほど良い薬、使いやすい薬と考えられます。多くの薬は有効用量と中毒用量が十分離れており、標準的な量を投与している分には中毒用量の心配はしないで済みます。

ところが、ジギタリスとワルファリンは心臓薬の中では有効用量と中毒用量が近いことが知られており、使い勝手の悪い薬です。使い勝手が悪いなら使わなければいいんじゃないの、と言われるかもしれませんが、それを凌駕するほど重要な薬効を持っているのです。

それでは、中毒用量に達するとどんな症状が出るのでしょう?

ジギタリスは「ジギタリス中毒」といって様々な症状を呈しますが、最も注意を要するのが不整脈です。ジギタリスを服用していて、動悸がする、失神しそうになる、といった症状がある場合はお医者さんに相談しましょう。

ワルファリンは、血栓を予防する薬で、心房細動に伴う脳梗塞やエコノミー症候群など静脈系にできる血栓の予防に使われます。作用が強くなりすぎると出血が起こることがあります。ぶつけていないのに内出血ができる、歯磨きをすると歯茎から血が出る、鼻をかむと鼻血がでる、などでは程度が強くなければそのまま服用していただくことがほとんどですが、念のためお医者さんに相談してみるのが良いでしょう。

それでは、これらの薬が中毒用量にあるのか否かは、副作用が出てから初めて分かるものなのでしょうか？

不整脈では突然死することがあります。出血では脳出血が起こり、亡くなったり、寝たきりになることもあります。これらが起こってから「ああ、中毒用量だったんだな」と分かっても、もう手遅れです。

そこで、これらの薬では中毒用量にあるか否かをあらかじめ知る手段が工夫されています。ジギタリスでは、血液中の薬の濃度（これを「血中濃度」といいます）を測ることによって有効用量にあるのか中毒用量にあるのか知ることができます。ワルファリンでは、血液の固まりやすさを調べる検査法（「ＰＴ－ＩＮＲ」と呼ばれる検査法です）で、有効用量にあるか中毒用量にあるかを知ることができます。

これらのお薬を服用している人は、他の患者さんよりお医者さんが血液検査を頻回にすることがあると思います。これは、中毒用量にないか調べるためです。

待合室で「私は血液検査は半年に1度するのよ」「えーホント、私は毎月よ。あの先生やりすぎなんだわ」なんていう会話が交わされているかもしれません。でも、実はもしこれらの薬を飲んでいて1年も2年も検査をしてくれなかったら、そのことこそ気にすべきです。

第22章　飲み合わせの良くない薬の組み合わせって何？

第18章で、心臓薬と食べ物の組み合わせが良くないものを紹介しました。

薬と薬でも飲み合わせが良くない組み合わせが知られています。薬の作用が弱くなったり、あるいは強くなったり、またそのために副作用が出やすくなったりします。珍しい組み合わせ、結果として起こる事象がそれほど重大でないものも含めると、非常に多くの組み合わせがあるので、すべてご紹介することはできません。ここでは、比較的よく組み合わせて使いがちであったり、その顚末が重大であったりすることから、知っておいたほうが良い心臓薬と他の薬の、相性の良くない組み合わせをいくつかご紹介します（237頁）。

スタチンと水虫の薬の併用

代表的な飲み合わせの良くない薬の組み合わせ

心臓薬	商品名	他の薬	商品名	注意点
スタチン	メバロチン、リポバス、ローコール、リピトール、リバロ、クレストール他	水虫の薬 抗生物質	フロリード、イトリゾール他 エリスロシン、クラリス、クラリシッド他	筋障害
ワルファリン	ワーファリン、ワルファリンカリウム他	コレステロールの薬	ゼチーア	出血
DOAC	ダビガトラン、イグザレルト、エリキュース、リクシアナ他	セントジョーンズワート		効果が弱くなる
ワルファリン	ワーファリン、ワルファリンカリウム他	抗血小板薬	アスピリン、パナルジン、プラビックス、プレタール他	出血
βブロッカー	テノーミン、メインテート、ロプレソール、セロケン、アセタノール、セクトラール、ナディック、インデラル、ミケラン、レグレチン、アドビオール、アーチスト他	糖尿病薬	アマリール、オイグルコン、ダオニール、グリミクロン、各種インスリン他多数	血糖上昇 低血糖症状に気づきにくくなる
アルドステロン拮抗薬	アルダクトンA、セララ他	カリウム製剤	スローケー、グルコンサンK、アスパラカリウム他	血中のカリウム濃度上昇(不整脈)
利尿薬	ラシックス、オイテンシン他	アミノグリコシド系抗生物質	カナマイシン、ストレプトマイシン、ゲンタマイシン他	難聴、耳鳴り、めまい

ごく一部だけを取り上げています。

スタチンと呼ばれるタイプの薬は、すでにご紹介したように、悪玉コレステロール、LDLコレステロールを下げる薬です。皆さんが目にする商品名としては、メバロチン、リポバス、ローコール、リピトール、リバロ、クレストールなどがありました。スタチンで気をつけなくてはいけない副作用が筋障害、とくに横紋筋融解症と呼ばれる重症の筋障害でした。

筋肉の障害をモニターする検査値としてCKというのがありました。血液中のCKが正常上限の10倍を超える、重篤な筋障害の頻度はそれほど多くなく、0・1％程度ですが、このスタチンを水虫の薬（商品名でフロリード、イトリゾールなど）と併用すると、筋障害が出やすくなることが知られています。

スタチンは主に肝臓で代謝されます。この肝臓で代謝するタンパク質（「CYP3A4」と呼ばれるタンパク質です）の働きが、水虫の薬で抑えられるのです。

実は、水虫の薬だけでなく、いくつかの抗生物質（商品名でエリスロシン、クラリス、クラリシッドなど）によってもCYP3A4は抑制されます。抗生物質も非常にたくさんの種類があるのですが、スタチンと飲み合わせが悪いのは、そのごく一部です。これらの一部の抗生物質を飲むと、スタチンの代謝が遅れるので、作用が強く出て、副作用である筋障害の出現頻度も高くなります。

コレステロールが高くてスタチンを飲んでいる人が、これらの抗生物質を飲むのは禁止とまでは言いませんが、中耳炎、膀胱炎、気管支炎などで抗生物質を飲むときは、単独では問題でなかった筋障害が出る可能性もあります。筋肉痛・褐色の尿・こむら返りなどの筋障害に伴って現れる症状に、より気をつけるようにしましょう。

ワーファリンとゼチーアの併用

スタチンでLDLコレステロール低下が不十分だった時、どうしたらよいでしょう。標準量のスタチンを投与しても効果不十分の時は、別のタイプの薬の併用が薦められており、その中で最もよく併用されるのが商品名ゼチーアという薬です。ゼチーアは、腸からのコレステロールの吸収を抑える薬です。

このゼチーアは、心房細動に伴う脳梗塞の予防に使われるワーファリンとの併用で注意が必要です。心房細動と高脂血症はしばしば一緒に起こる病気なので、ゼチーアとワーファリンは組み合わせて使われることが少なくありません。ワーファリンは、ビタミンKに依存して作用することは第18章で説明しました。

ビタミンKは体で作れない脂溶性（油に溶けて水に溶けない物質を脂溶性といいます）のビタミンで、食事から摂取します。このように食事から摂取しますと書くと、腸から勝手にビタミンKなどが腸の壁をすり抜けて体の中に入ってくるように思うかもしれませんが、これを取り込むためだけに働くタンパク質が腸の細胞に備わっているのです。このようなタンパク質を「トランスポーター」といいます。

この脂溶性のビタミンを腸から取り込むタンパク質は、やっぱり脂溶性のコレステロールを取り込むトランスポーターとしても使われます。すなわち、このトランスポーターの働きを抑制するゼチーアは、コレステロールの取り込みだけでなく、ビタミンKの取り込みも抑えてしまうのです。体の中でのビタミンKの量が不足すると、ワーファリンの作用は強くなるので、ワーファリンとゼチーアを併用すると、体の中のビタミンKの量が不足し、ワーファリンの作用が強くなって、出血などの副作用が出ることがあります。

この2剤の併用も禁止はされていませんが、併用する時はワーファリンの効きすぎに注意が必要です。ワーファリンの中毒用量は第21章で説明したようにPT－INRという検査で調べることができます。ワーファリンを服用していてPT－INRも調べてちょうどよい用量であったとしても、ゼチーアを併用することになったらPT－INRをはかってワーファリンの量を再調整する必要があります。

健康食品に注意

心房細動に伴う脳梗塞やエコノミー症候群など、静脈にできる血栓にはワーファリンが使われるのでしたが、2010年ころまでは、このタイプの薬はワーファリンしかありませんでした。ワーファリンは納豆との食べ合わせが禁止されているので、これらの病気にかかった人は、どんなに納豆が好きな人でもあきらめてもらうより仕方がありませんでした。

2011年3月にワーファリンの代用をできる薬（商品名ダビガトラン）が初めて発売され、その後イグザレルト、エリキュース、リクシアナと次々と同系統の薬が発売されています。これらを総称して、DOAC（ドアック）と呼びます。DOACは、納豆や腸からコレステロール吸収を阻害する薬ゼチーアと併用しても構いません。

「DOACで納豆も薬の飲み合わせもすべて解決！」といいたいのですが、DOACはDOACで併用が問題となる別の薬があります。

それは、セントジョーンズワートです。

セントジョーンズワートは正確には薬ではなく、健康食品です。うつ病や不眠に効果があるとされ、サプリメントやハーブティーとして人気があります。ＤＯＡＣとセントジョーンズワートを一緒に服用すると、ＤＯＡＣの作用が弱くなり、脳梗塞を予防しているつもりでも予防になっていないことがあります。セントジョーンズワートは、これ以外にもいろいろ飲み合わせが問題となる健康食品です。

お医者さんは、患者さんからの申告がないと、このような健康食品を患者さんがのんでいることが分かりません。ご高齢の方は、お友達も同年齢なので、似たような病気をもち、ついつい健康の話になりがちです。また、最近は改善されつつあるとはいえ、外来で名前が呼ばれるまで長く待たされることがあります。待合室で待っていると、自然と話友達が増えるものです。このような友達から、「このサプリメント良いのよ」なんていわれて気軽に手をだす患者さんもしばしばいます。サプリメントは、薬ほど副作用や飲み合わせの情報がないので、サプリメントをのみ始めて何か変わったことがあったら、お医者さん・薬剤師さんにきちんと話すようにしましょう。

腎機能が悪い人と高齢者

薬の飲み合わせではないのですが、ＤＯＡＣでもう１つ注意が必要なことがあります。第18章で、薬の代謝経路には肝代謝と腎代謝があり、腎臓が悪い人は腎代謝の薬は避けるか減量する必要があることをご説明しました。ほとんどの薬は肝代謝と腎代謝にすっぱりと分かれるわけではなく、肝代謝と腎代謝の両方があって、それぞれの割合が５：５だったり、２：８だったりします（もちろん、10：０や０：10などの完全に肝代謝、完全に腎代謝の薬もあります）。

ＤＯＡＣも肝臓と腎臓の両方で代謝される薬です。どちらでどの程度代謝されるかはＤＯＡＣの中でも薬によりマチマチですが、プラザキサ（80％腎代謝）とリクシアナ（50％腎代謝）は、腎臓で代謝される割合が特に多い薬です。腎臓が悪い人では、これらを投与する時は減量する必要があります。

腎機能は年齢とともに低下します。腎機能を評価する血液検査としてクレアチニン（ＣｒあるいはＣｒｅ）というものが使われます。ただし、高齢者ではこのＣｒが正常値に入っていても、腎機能が低下している場合があります。そこで、高齢者では腎機能に関係なく減量が必要とされています。

ＤＯＡＣの最初の薬としてプラザキサが市場に登場した当初、これらのことが徹底されていなかったので、腎機能が悪い人や高齢者の人にも標準量が投与されて、出血による事故がしばしば起きました。最近では、このことが周知されているのであまり心配しなくても大丈夫なのですが、ＤＯＡＣ、とくにプラザキサ、リクシアナを飲んでいる人は一度確認しておくことをお薦めします。

2つの血液をサラサラにする薬の併用

ワルファリンやＤＯＡＣは静脈系にできる血栓を予防し、アスピリンは動脈系にできる血栓を予防します。動脈の血栓を予防する薬には、アスピリン以外にパナルジン、プラビックス、プレタールなどがあります。心房細動に伴う脳梗塞は、静脈系にできる血栓と考えられており、ワルファリンあるいはＤＯＡＣで予防されます。

心筋梗塞や脳梗塞でも脳動脈の動脈硬化が原因で起こるものは動脈系にできる血栓ということで、アスピリン、パナルジン、プラビックス、プレタールで予防します。心房細動と心筋梗塞あるいは脳梗塞はどちらも生活習慣病の一種なので、しばしば同じ人に共存します。ワルファリンあるいはＤＯＡＣとアスピリン、パナルジン、プラビックス、プレタールも併用は禁止されていません。もしこれらを併用したらどうなるのでしょう？

どちらも血液をサラサラにする薬なので、出血の副作用が確実に増えます。どちらか片方だけを飲むのに比べて、併用すると出血の副作用全体は1年間に5％前後、脳出血などの大出血に限ると1年間に1〜2％増えます。

ただし、どちらか一方をやめたら、今度は脳梗塞あるいは心筋梗塞が起こる割合が増えます。例えばワルファリンあるいはDOACをやめた場合を考えてみましょう。心房細動に伴う脳梗塞が1年間で3〜4％増えます。この脳梗塞などを予防するメリットと脳出血などの副作用を増やすデメリットを天秤にかけて、どちらが大きいかを判断して、併用するかしないかを決める必要があります。

βブロッカーと血糖を下げる薬

βブロッカーと呼ばれる薬は、心不全・高血圧・狭心症・不整脈などほとんどの心臓の病気に使われる、ある意味万能薬的な薬ですが、血糖をコントロールする薬との併用は要注意です。

血糖をコントロールする薬は非常に多くあるのでここでは書ききれませんが、注射薬のインスリンやスルホニル尿素薬（商品名でアマリール、オイグルコン、ダオニール、グリミクロンなど）などの経口薬も含めて、すべてで注意が必要です。血糖が高いといわれて治療をしている人は、βブロッカーの服用は要注意と考えましょう。

メタボリック症候群では、糖尿病とこれらの心臓病や高血圧が頻繁に合併します。また、平成26年度の厚生労働省の患者調査では、糖尿病患者は316万6000人、心疾患患者が172万9000人、高血圧患者が1010万8000人とされており、いずれも患者数が多いことから、心疾患・高血圧に使うβブロッカーと、血糖をコントロールする薬の併用を考えることが非常に多い組み合わせです。

食事をすると血糖が上がり、膵臓からインスリンと呼ばれるホルモンが出て血糖を下げてくれます。インスリンが膵臓から十分でなくなる、あるいはインスリンが出ても受け取る細胞側の問題でこれが十分に利用できなくなるのが糖尿病です。

自律神経には交感神経と副交感神経があり、交感神経が活性化されると、膵臓から血糖を下げるホルモンのインスリンが分泌されます。βブロッカーは、交感神経の働きをブロックする薬なので、これを投与すると、膵臓からのインスリンの分泌が抑制されて、血糖が上昇する、すなわち糖尿病が悪化することがあります。

また、糖尿病で治療中の患者さんでは低血糖発作への注意が必要で、重い場合は昏睡などの原因となり、これによって命を落とす場合さえあります。ただふつうは、低血糖になると手足が震える、脈が速くなって動悸がする、冷や汗が出る、生あくびがでる、などの症状が出るので、患者さん自身で気づいて飴をなめたり、ジュースを飲んだりして事なきを得ます。これらの症状は、低血糖によって交感神経が刺激されるために起こる症状です。

βブロッカーによって交感神経の働きをブロックすると、この低血糖の症状に気づきにくくなります。この二重の意味で、βブロッカーと血糖を下げる薬の併用は要注意です。

ただし、前記したようにこの組み合わせが必要なケースにはしばしば遭遇します。お医者さんは何とかβブロッカーでない薬で対処しようと努力しますが、それでもどうしても他の薬ではコントロールできなくて、この組み合わせに行きついてしまうことも少なくありません。その場合は、前よりも血糖のコントロールに気を配る必要があります。

利尿薬とカリウム

心不全の時に処方する利尿薬にはいくつかの種類があります。

その1つに、アルドステロン拮抗薬、あるいはカリウム保持性利尿薬と呼ばれるタイプの利尿薬があります。皆さんが目にする商品名では、アルダクトンAやセララがこれにあたります。通常心不全で利尿薬を使うことになっても、最初からアルダクトンAやセララを使うことはありません。ループ利尿薬（商品名ではラシックス、オイテンシン）と呼ばれる利尿薬がまず使われます。これで十分心不全が改善できない場合、アルダクトンAやセララが追加されます。

ループ利尿薬とアルダクトンAやセララなどのアルドステロン拮抗薬（カリウム保持性利尿薬）は、尿量を増やすこと、すなわち利尿作用では同じですが、カリウムと呼ばれる電解質に対する影響は真逆です。

ループ利尿薬は血液中のカリウムを減らす方向に働き、アルドステロン拮抗薬（カリウム保持性利尿薬）は増やす方向に働きます。ループ利尿薬で治療しているとき、しばしば血液中のカリウム濃度が減ってしまい（これを「低カリウム血症」といいます）、カリウム製剤（商品名でスローケー、アスパラカリウム、グルコンサンK、塩化カリウム）といって、血液中のカリウム濃度を増やす薬を併用することがあります。
ループ利尿薬で心不全が十分よくならないので、アルドステロン拮抗薬（カリウム保持性利尿薬）を加えたときに、このカリウム製剤を中止するのを忘れると、逆に血液中のカリウム濃度が高くなりすぎることがあります。

血液検査で、基準値より高くなるとお医者さんから渡される検査結果にH（高いを意味する英語「high」の頭文字をとっています）、低くなるとL（低いを意味する英語「low」の頭文字をとっています）がついていたりするので、患者さんにもどの検査値が異常か一目瞭然です。

HとかLの数字がついていても、お医者さんが何も説明してくれなくて、「先生、このHは何ですか」と聞くと、「それは大したことがないので、気にしなくていいですよ」などといわれることがあります。なんとなくすっきりしませんが、「お医者さんが言うんだからそうなんだろう」と無理やり納得させていることもあるでしょう。

「でも、こっちの検査では正常値から0・5しか高くないのに問題だといっておきながら、こっちの検査では30も40も高いのにたいしたことない、ってどういうこと？」と思うこともあるでしょう。このように、検査値でも少しの異常は気にしなくていいものと、少しの異常でも重大なものがあります。

ナトリウム、カリウムなどは「電解質」と呼ばれます。電解質は人間にとってとても大切なものなので、血液中の値が非常に厳密に調節されています。熱中症で電解質のバランスが崩れると命にかかわる状態になることからも、電解質の重要性がわかりますね。これが少しでも基準値から外れてしまうのは大問題なのです。0・1〜0・2程度の上昇あるいは低下では、さすがにすぐ何か大きな問題が起こるということはありませんが、これ以上外れるとまずいのでお医者さんはこの程度の変化から警戒心を募らせます。

カリウムが多くなったり、少なくなったりするとどうなるのでしょう？　少なくなると、筋肉に力が入らなくなって、立てないなどの脱力状態となります。また危険な不整脈の原因となることもあります。逆にカリウムが多くなると（これを「高カリウム血症」といいます）、心臓で重症の不整脈（不整脈にはピンからキリまであると説明しましたが、心室の不整脈でピンの不整脈「心室細動」です）が起こることがあります。

安楽死が認められている外国では、カリウム製剤を注射することによって安楽死を起こしていることからもわかるように、血液中のカリウム濃度が高くなることはとても危険なのです。カリウム製剤を飲んでいる患者さんで、アルダクトンAやセララなどのアルドステロン拮抗薬（カリウム保持性利尿薬）が追加されたときは、注意しましょう。

カリウムを多く含む食事として、野菜のパセリ、アボカド、ほうれん草、果物のバナナ、それ以外にも納豆などがあります。アルダクトンＡやセララを服用しているときは、これらの食事もとりすぎないようにすることが必要です。また、カリウムは腎臓から排泄されるので腎臓が悪い人にこれらの薬を投与すると高カリウムになることがあるので、これも要注意です。

めまいを起こす抗生物質と利尿薬

抗生物質は、細菌をやっつける薬ですね。世界で最も人の命を救った薬だろうと説明したペニシリンは、最も古い抗生物質です。抗生物質は様々なタイプに分類されます。細菌にも酸素が多いところを好むもの（これを「好気性菌」といいます）、酸素が少ないところを好むもの（これを「嫌気性菌」といいます）、形が丸い細菌（これを「球菌」といいます）、棒状の細菌（これを「桿状菌」といいます）、など様々なタイプがあります。それぞれに違った作用の抗生物質が有効なので、このような多くのタイプに分かれるのです。

その1つに「アミノグリコシド系」と呼ばれるタイプがあります。これに属する抗生物質は、商品名でカナマイシン、ストレプトマイシン、ゲンタマイシンなどです。これらの抗生物質は、中耳炎、膀胱炎、気管支炎などの皆さんが比較的よく遭遇する病気では使われず、赤痢や結核などの特殊な病気でしか使われません。もし皆さんがこれらの抗生物質を特殊な病気以外で使われることがあるとしたら、ゲンタマイシンが皮膚の細菌感染の時に使われるぐらいでしょうか。

これらのアミノグリコシド系の抗生物質では、難聴、耳鳴り、めまいなどの耳に関する副作用がよく知られています。耳は、鼓膜より外側の外耳、鼓膜より内側の内耳と中耳に分かれます。音を感知するのが内耳で、外耳と内耳をつなぐのが中耳です。難聴、耳鳴り、めまいなどは、内耳の異常によって生じる症状です。このアミノグリコシド系抗生物質とループ利尿薬（商品名でラシックス、オイテンシン）と呼ばれるタイプの利尿薬を併用すると、この内耳の異常が起きやすくなるため、併用を避けることが望ましいとされています。

利尿薬は、腎臓で、尿から塩分を体の中に取り込むタンパク質（細胞膜を通って物を輸送するタンパク質を「トランスポーター」というのでしたね）を抑制することで、塩分と水の体の中への取り込みを抑えて、尿の量を増やします。

意外なことに、腎臓と内耳にはよく似たトランスポーターが存在します。実は内耳にも水が存在します（リンパ液の一種で、これを「内リンパ」と呼びます）。この内リンパの量は、増えすぎても、また減りすぎても難聴、耳鳴り、めまいなどの症状が出ます。この量を調節するために、腎臓と同じトランスポーターが内耳でも使われているのです。このため、腎臓で尿中の水の量を変化させる利尿薬は、内耳でも水（内リンパ）の量を変化させるので、アミノグリコシド系の抗生物質による内耳機能の異常を起こりやすくしてしまいます。

皆さんも聞いたことがあるかもしれませんが、「メニエール病」というめまいを起こす病気があります。このメニエール病も、内リンパ液が増えることによっておこる病気です。実際に、メニエール病では利尿薬を処方されることがあります。この場合、ループ利尿薬などではなく、もっと強力な利尿薬、商品名でいうとダイアモックス、イソバイド、メニレットなどが処方されます。

このように、薬は病気を治してくれますが、「薬はリスク」といわれるように、毒にもなります。薬のリスクを知って、賢く服用するようにしましょう。

参考文献

・Schmeider RE, et al. Antihypertensive therapy. To stop or not to stop? JAMA 1991;265:1566-1571.

・Montgomery HE, et al. Human gene for physical performance. Nature 1998;393:221-222.

・Eisenberg T, et al. Cardioprotection and lifespan extension by the natural polyamine spermidine. Nat. Med. 2016;22:1428-1438.

・Reilly MP, et al. Identification of ADAMTS7 as a novel locus for coronary atherosclerosis and association of ABO with myocardial infarction in the presence of coronary atherosclerosis: two genome-wide association studies. Lancet 2011;377:383-392.

・Pilia G, et al. Heritability of cardiovascular and personality traits in 6, 148 Sardinians. PLOS Genet. 2006;2:e132.

・Hu FB, et al. A prospective study of egg consumption and risk of cardiovascular disease in men and women. JAMA 1999;281:1387-1394.

・Di Angelantonio E, et al. Major lipids, apolipoproteins, and risk of vascular disease. JAMA 2009;302:1993-2000.

・Van Gelder LC, et al. Lenient versus strict rate control in patients with atrial fibrillation. N. Engl. J. Med. 2010;362:1363-1373.

・Shulkey CE, et al. The maternal-age-associated risk of congenital heart disease is modifiable. Nature 2015;520:230-233.

古川哲史　1957（昭和32）年、東京都生まれ。医学博士。89年東京医科歯科大学大学院医学系研究科博士課程修了。同大学難治疾患研究所・生体情報薬理学分野教授。

Ⓢ新潮新書

747

血圧《けつあつ》と心臓《しんぞう》が気《き》になる人《ひと》のための本《ほん》

著　者　古川哲史《ふるかわてつし》

2017年12月20日　発行

発行者　佐藤隆信

発行所　株式会社新潮社

〒162-8711　東京都新宿区矢来町71番地
編集部（03）3266-5430　読者係（03）3266-5111
http://www.shinchosha.co.jp

印刷所　錦明印刷株式会社

製本所　錦明印刷株式会社

ISBN978-4-10-610747-4　C0247